1万人を治療してきた名医が教える

自力で治す めまいのリセッ[illegible]法

めまいの名医
新井 基洋

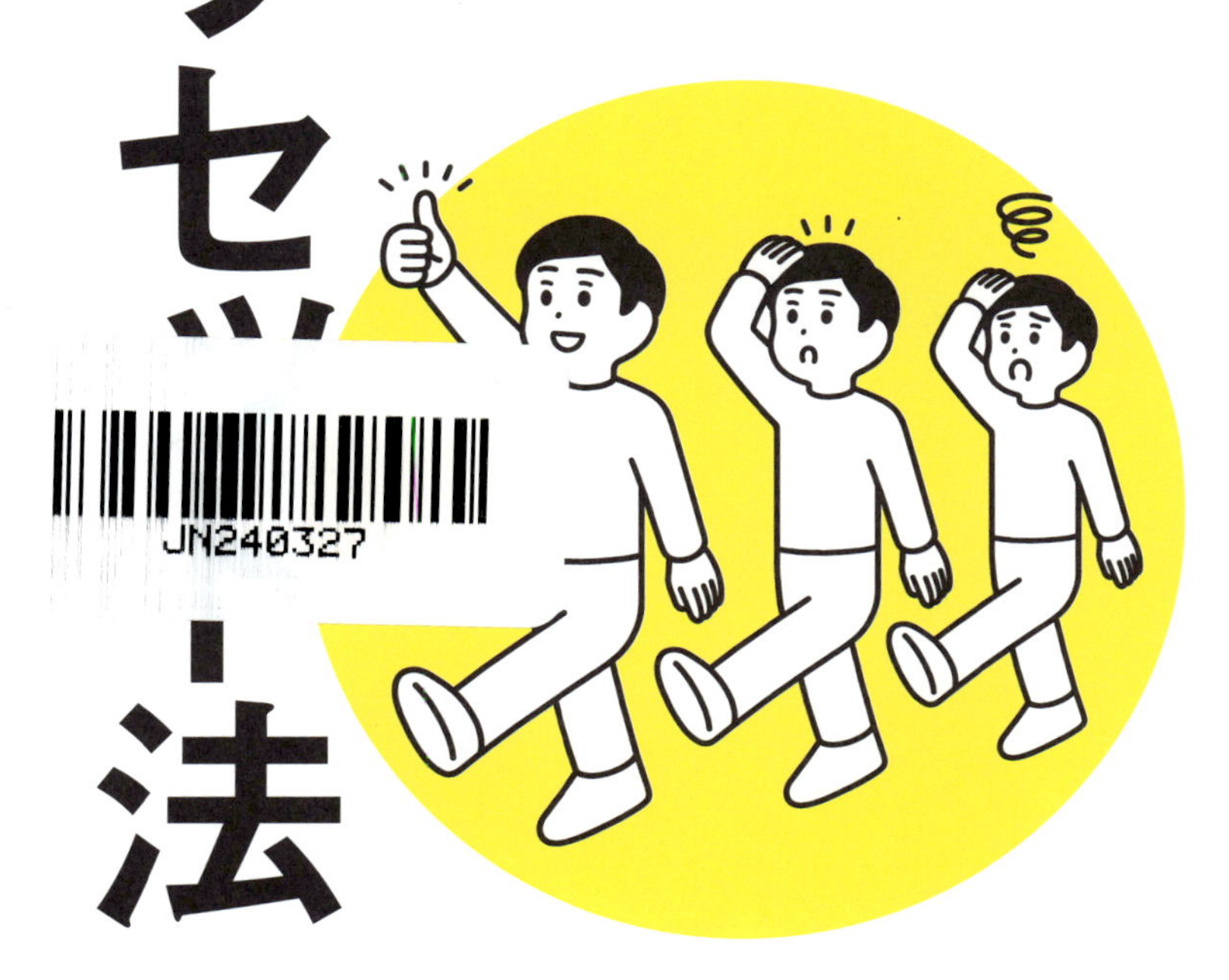

アスコム

この本は、めまいがつらいあなたの悩みを解決・改善するための1冊です。

- **めまいがよく起こる**
- **めまいになったことがあって不安**
- **「めまい症」と診断された**

こんな人は、ぜひお読みください。

具体的には、こんなことでお困りの人にぜひ読んでもらいたいと思います。

めまいのあなたが経験している世界は、
こんな感じではないでしょうか。

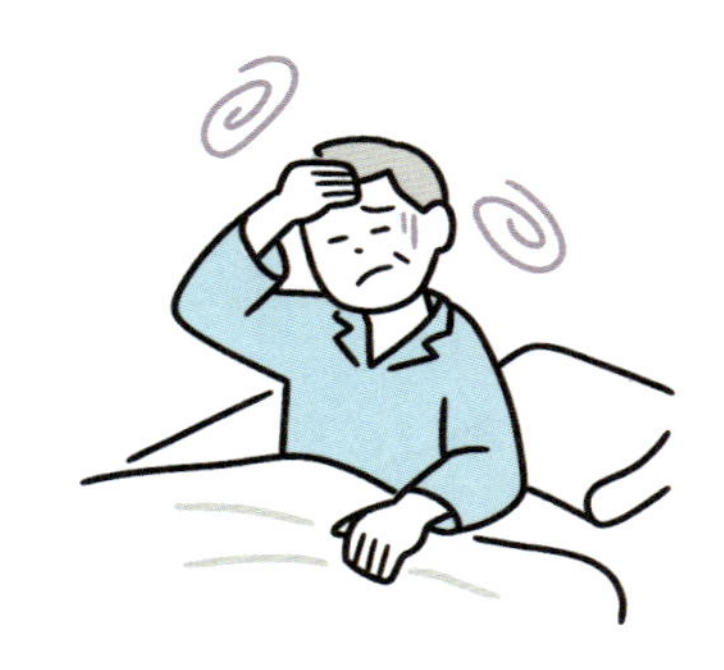

めまいで朝起き上がる
ことができないときがある

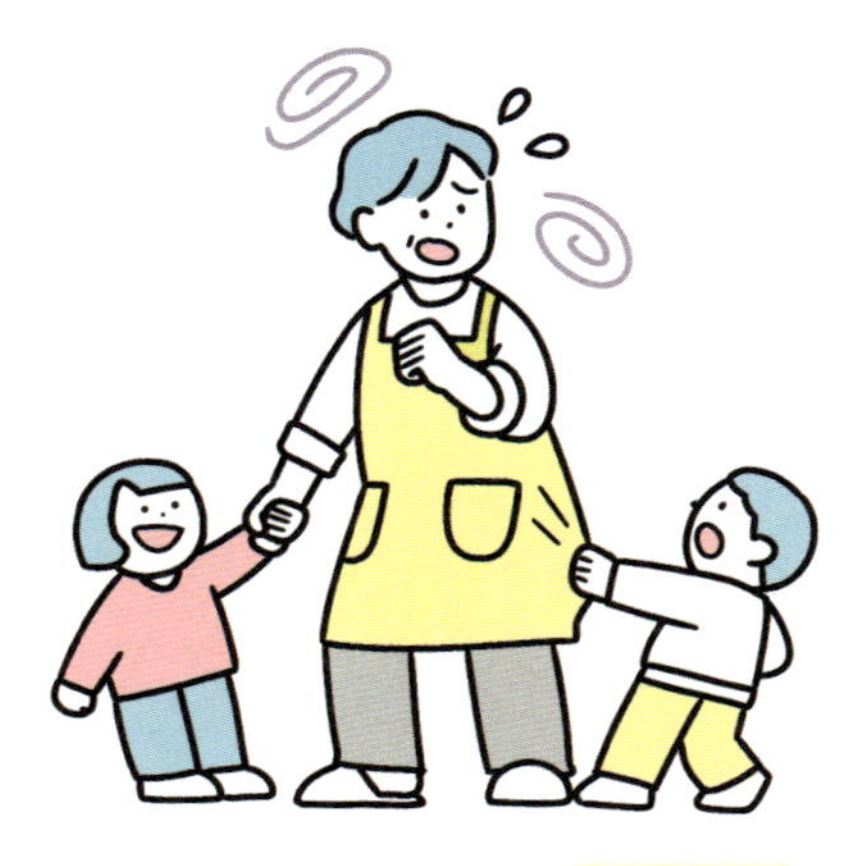

めまいのせいで仕事や
家事がうまくいかない

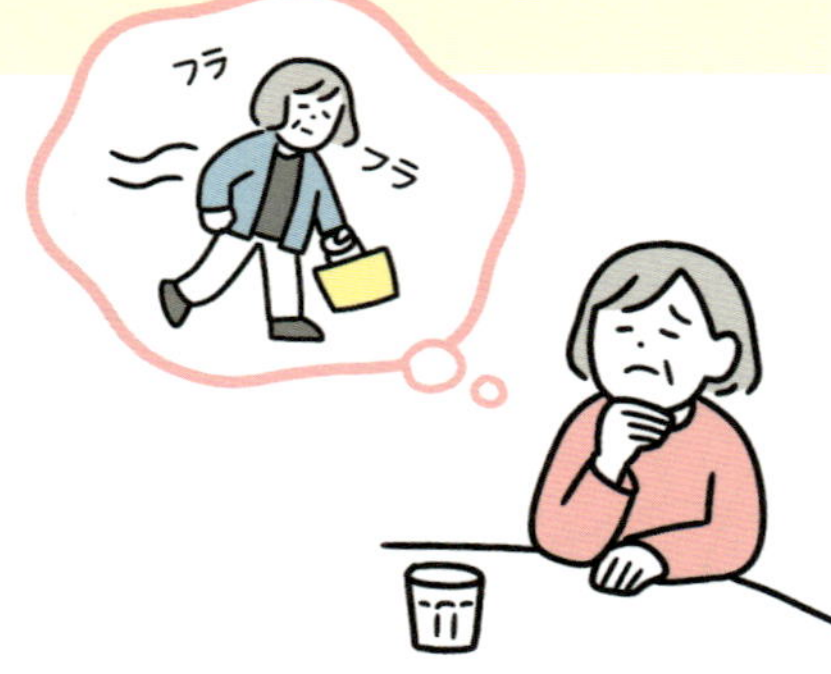

めまいの発作が
怖くて、外出を
控えている

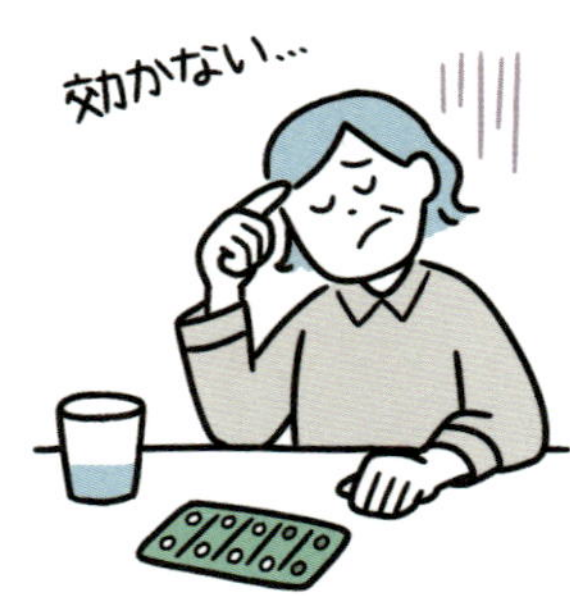

めまいの薬を
飲んでいるのに
よくならない

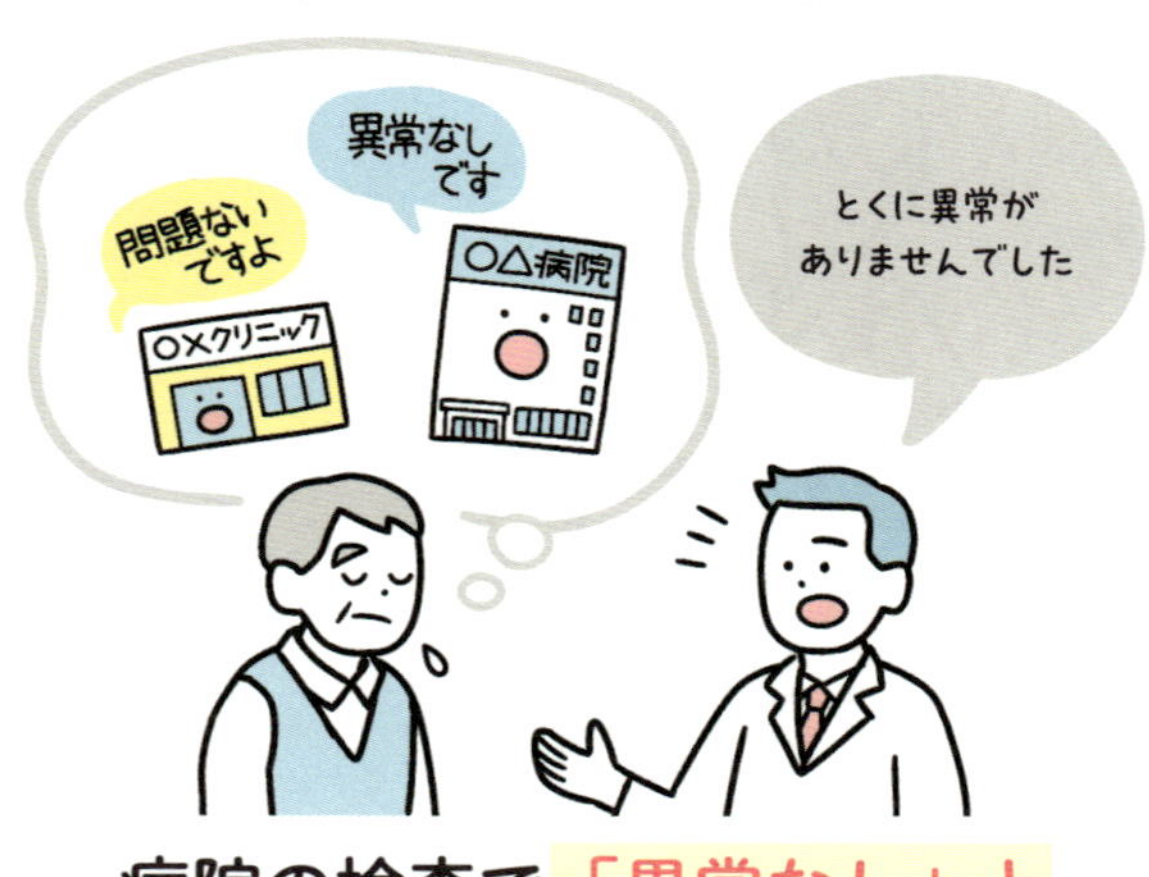

病院の検査で「異常なし」と
言われたのに、めまいが起こる

身のまわりに、不安や悩みがいっぱいの生活です。
でも、まわりの人に、あなたの不安や悩みは伝わりません。
経験した人にしか、そのつらさはわからないのです。
この現実が、また、めまいを持つ人たちの悩みを深くします。

ですが、安心してください。

そんなあなたのために、私がこれまで

1万人のめまい患者さんを改善させてきた
「めまいリセット法」をご紹介します。

めまいに悩む多くの人が、

- **寝ていれば治ることが多いので、具合の悪いときは寝て過ごしている**
- **どの病院にかかってよいかわからず、改善をあきらめている**
- **効果を感じないけれど、とりあえず病院で出された薬を飲んでいる**

こんな対処をしているように思います。

ですが、

「どうせ治らない」と、あきらめないでください。
「寝ていれば治る」と、我慢しないでください。

あなたのめまいは、
リセット法で改善できます。

めまいは、寝ているだけでは治りません。
薬を飲めば治るわけでもありません。
めまいが解決するもっとも簡単な方法、それがリセット法なのです。

なぜ、「めまいリセット法」でめまいがよくなるかを、
雨と傘にたとえて説明しましょう。

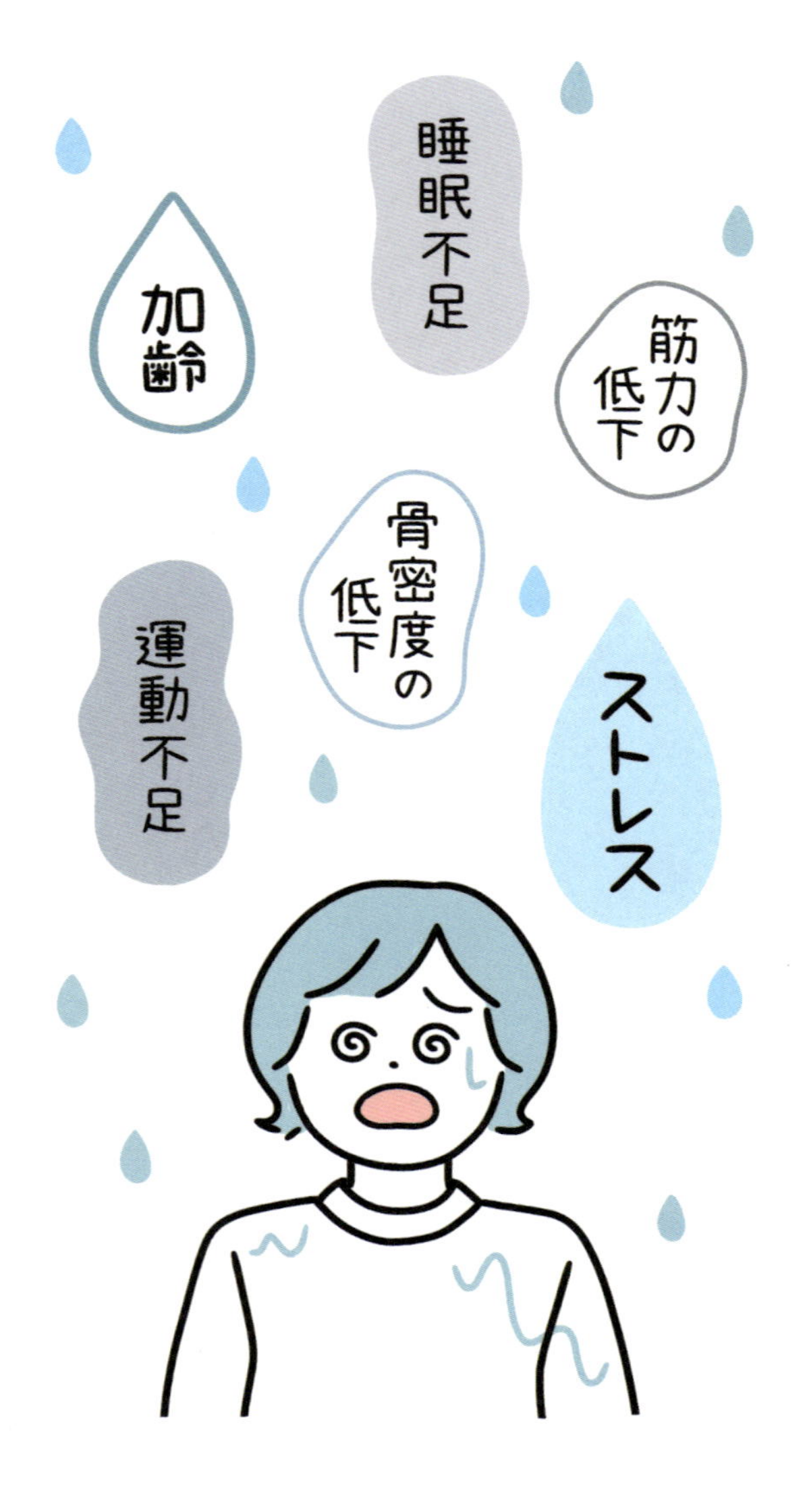

これは、「めまいリセット法」をしていない状態です。
空からは、めまいの原因となる
「加齢」や「ストレス」などが、雨として降りかかります。
雨にぬれ続けるとどうなるでしょう。
ずぶぬれになって、風邪を引いてしまいますね。

めまいも、同じことが言えます。
めまいの原因となる雨を、
どんどん体に降りかかるままにしておくと……
やがて、めまいが起こるのです。

雨でずぶぬれにならないためには、どうしたらよいか。
私たちは、傘を使いますね。

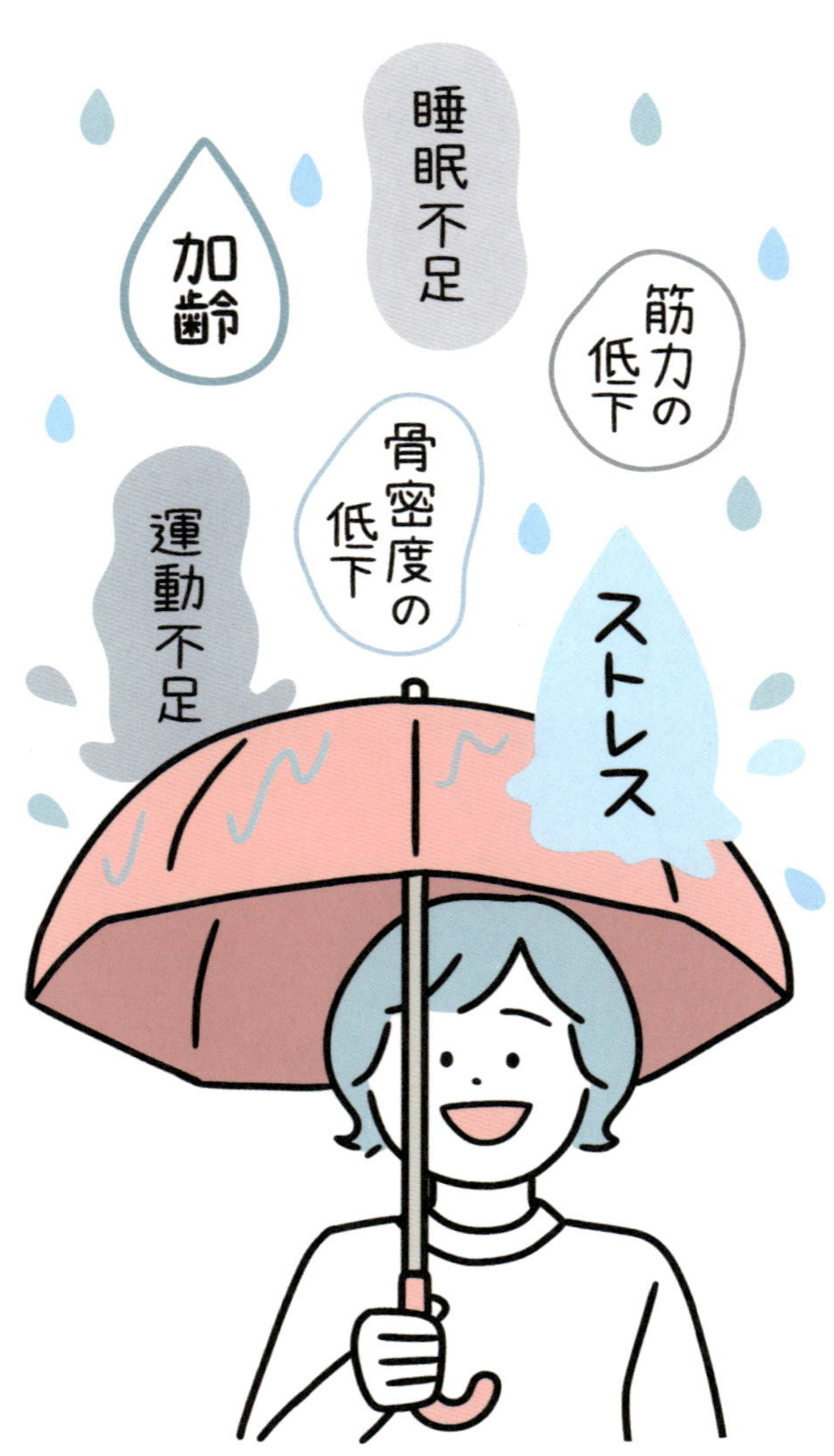

「めまいリセット法」は、傘の役割をしてくれるものです。
「めまいリセット法」を行うことで、
降りかかるめまいの原因を防ぐことができます。

これで、めまいの原因でずぶぬれにならなくなるので、
めまいの症状がよくなります。

その結果、快適な毎日を過ごせるようになります。

「めまいリセット法」を行った多くの人が
めまいのつらさから解放され、
いきいきした毎日を送っています。

毎朝、起き上がるときに頭がグワーンとするめまいがした

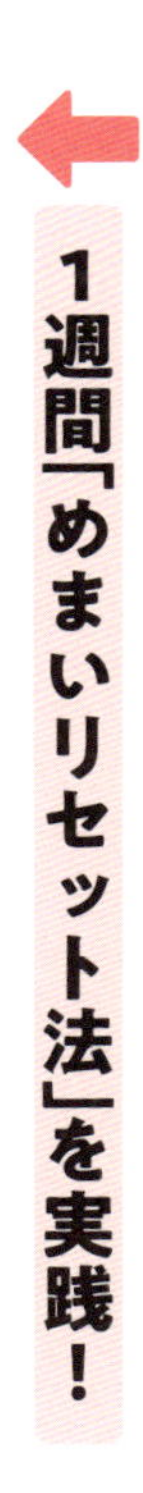

めまいが一度も起こらなくなり、仕事に復帰できた

68歳女性

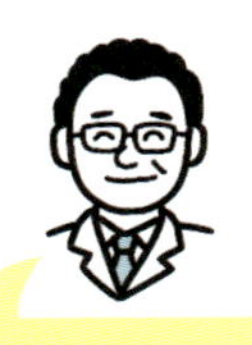

朝起き上がるときに起こるめまいには、「めまいリセット法」がとくに効果的。はじめてすぐに効果が表れることもめずらしくありません。

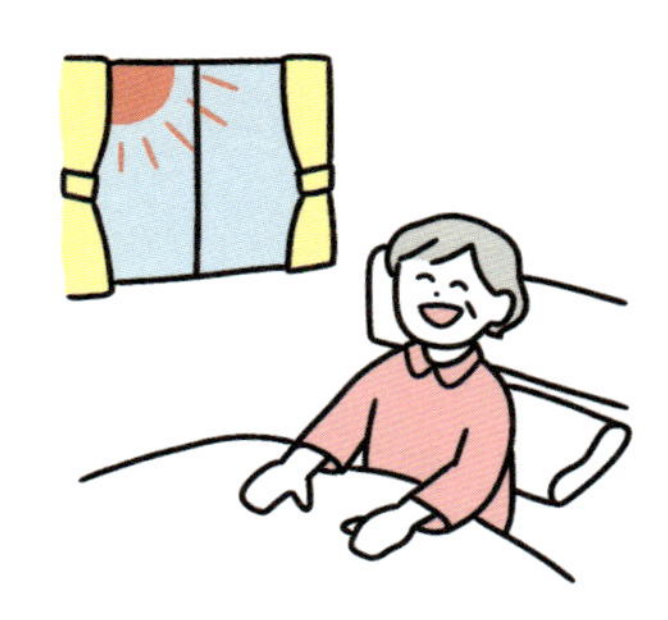

立ち上がるだけで
頭や体がグラグラしていた

5日間「めまいリセット法」を実践！

ふらつくことなく
散歩ができるようになった

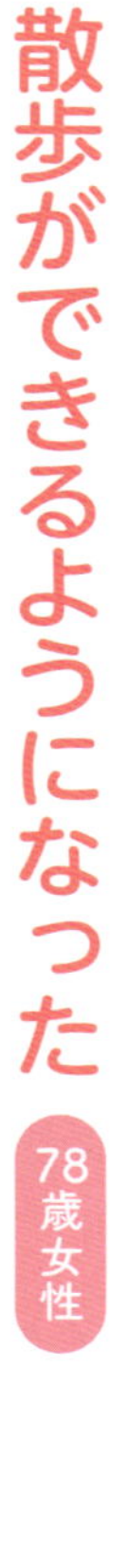

78歳女性

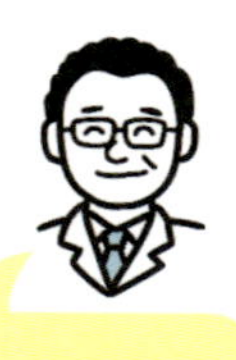

加齢によるふらつきは、
「めまいリセット法」で体を動かす
ことによって改善できます。

週に3回めまいの発作が起こり、まともに生活できない状態になった

10日間「めまいリセット法」を実践！

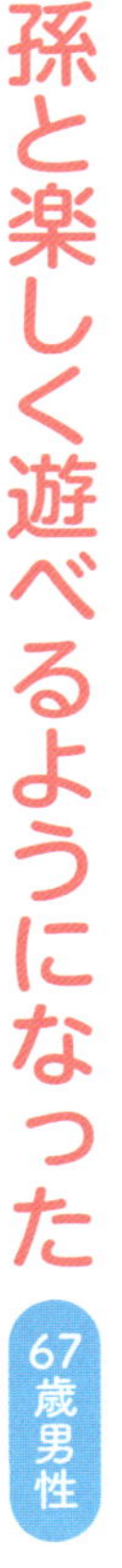

めまいの発作が治まり、孫と楽しく遊べるようになった

67歳男性

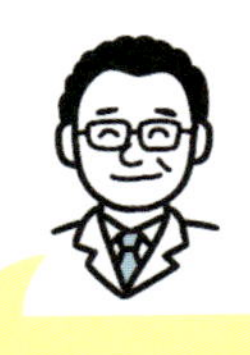

頻繁にめまいの発作が起きているならば病院に行くことをおすすめしますが、あわせて「めまいリセット法」をすることでめまいによるふらつきが改善します。

救急車を呼ぶほどのめまいと吐き気に苦しみ、外出が怖くなった

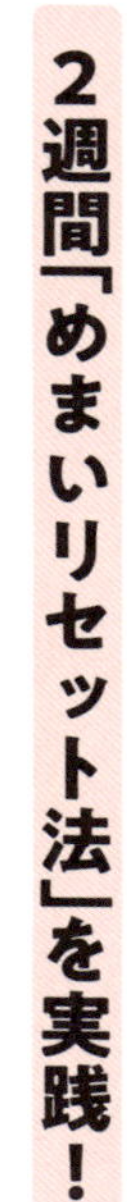

旅行やライブを楽しめるようになった

58歳女性

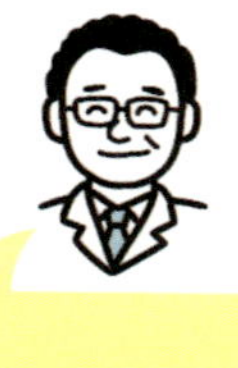

リセット法でめまいがよくなって、海外旅行、ライブ、ゴルフ、ダンスなど、めまいのせいでできずにいたことを楽しんでいる人はたくさんいます。

ここで紹介してきた人たちは、
めまいに悩んでいたときと比較して、
みんな明るい日常生活を取り戻しています。

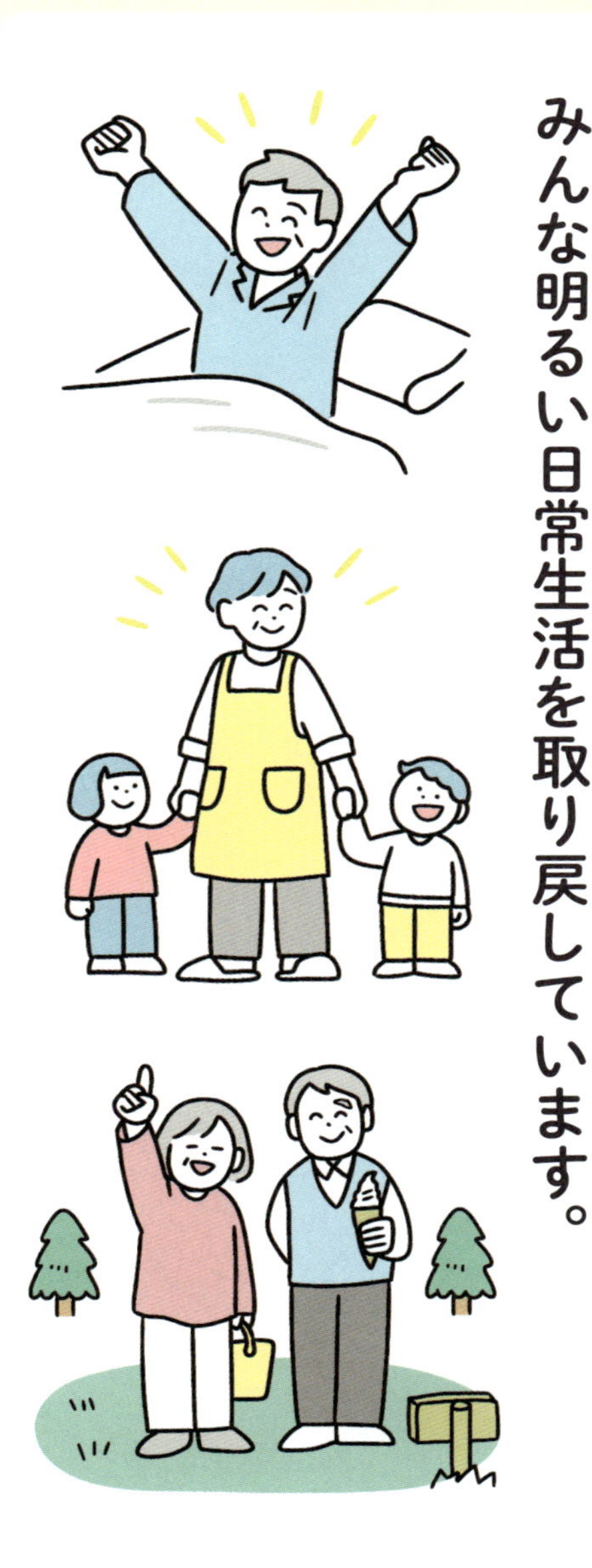

次は、あなたの番です。

基本の「めまいリセット法」は、
目や頭を動かすだけのものが多く、
運動が苦手な人も
体を動かすことに不安がある人も
気軽に取り組むことができます。
しかも**手順が少なく、**
覚えやすいものばかり。

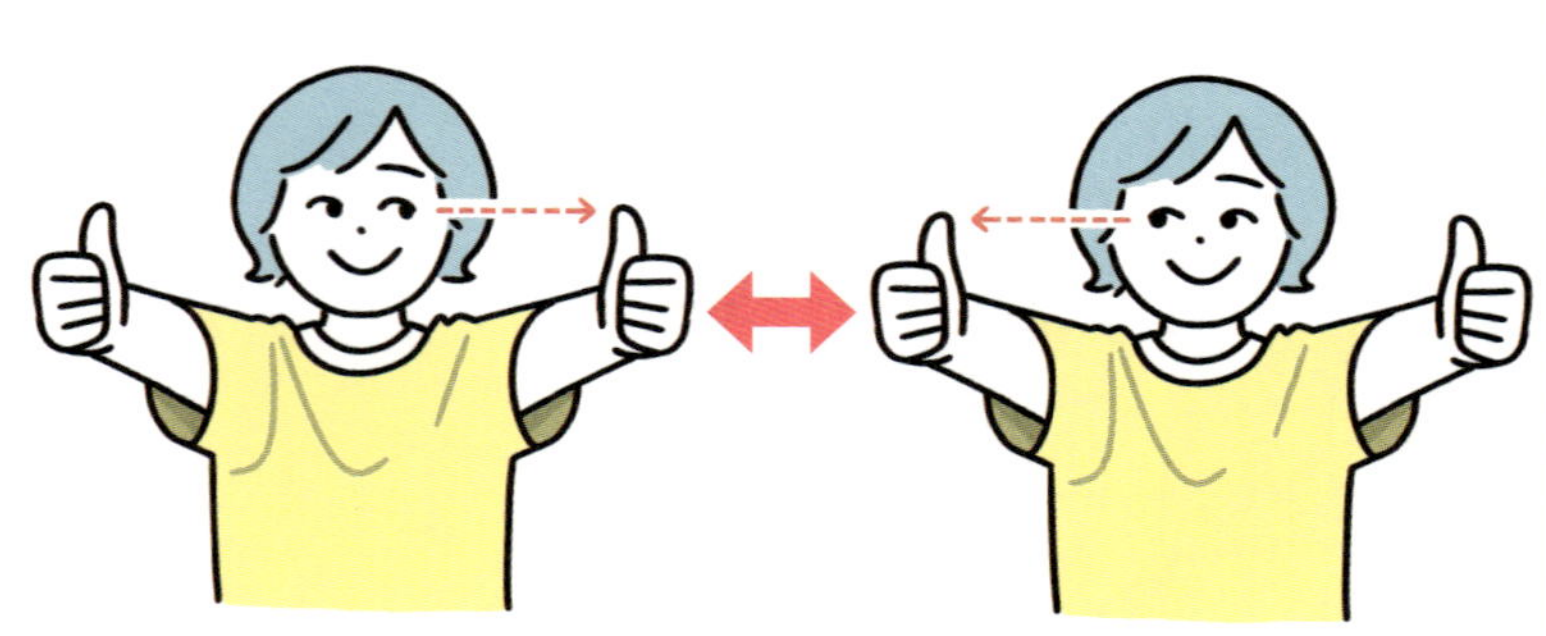

左右の親指の爪を交互に見るだけ

1日1分から「めまいリセット法」をすれば、
あなたのめまいはよくなります。

めまいのせいで、つらい思いをする
めまいのせいで、やりたいことをあきらめる
そんな人生は今日で終わり。
さっそく「めまいリセット法」をはじめましょう。

はじめに

めまいは「一生もの」ではありません
自分で改善できます

こんな経験は、ありませんか。

□ 朝起きて立ち上がると、頭がクラッとする
□ お辞儀をするときなど、頭を下げるとクラッとする
□ 人に名前を呼ばれてふり返ると、クラッとすることがある
□ 電球が切れたとき、上を向いて取り換えるのが苦手
□ 自宅の家具やドアに、腕や肩の片方をよくぶつける
□ 人通りの多い場所で、人を避けきれなくてぶつかることがある

□ テレビの画面が揺れると、気持ち悪くなる
□ 蛍光灯などの照明が、まぶしくて仕方がない
□ 天気が悪いと、目がショボショボしてくる
□ 駅構内のチャイムなどの機械音が、とても耳障りに感じる

じつは、これらは、すべてめまいの症状です。


グルグル目が回るだけが、めまいではありません。

めまいには、こんなにもさまざまな症状があるのです。


めまいを訴える人の数は、**約248万人**にものぼります（2022年の厚生労働省「国民生活基礎調査」）。

ただし、これはあくまでもめまいの症状があることを自覚している人の数です。

先ほど例にあげたような症状がありながら、自分がめまいになっていることに気

づいていない「隠れめまい」の人を含めると、相当な数になると考えられます。

こんなにたくさんの人がめまいでつらい思いをしているのに、めまいの治療に関して、大きな問題がふたつあります。


ひとつは、**めまいを根本的に治す薬がない**ことです。

めまいの特効薬は存在しません。新薬は、50年も開発されていない状態です。

もちろん、症状によっては、薬による治療が必要です。

しかし、薬は「いまのつらさ」をやわらげるだけのもので、めまいの症状を治すためのものではありません。そのため、薬を飲んでも、くり返しめまいが起こる場合が多く見られます。


もうひとつは、**めまい専門医の数がきわめて少ない**ことです。

めまいを診察するのは、おもに耳鼻咽喉科ですが、めまいにあまりくわしくない先生の病院に行ってしまうと、「歳をとると仕方ない」「様子を見ましょう」と言われることも珍しくありません。

ですから、原因がわからず、症状もよくならず、次から次へと違う病院を受診する**「めまい難民」**となってしまう人がたくさんいるのです。

そんな現状を打破して、ひとりでも多くのめまいに悩む患者さんの力になりたいと私が考案したのが、この本でご紹介する**「めまいリセット法」**です。

「めまいリセット法」とは、**誰でも、自宅で、簡単にできる、めまいのリハビリ**のことです。

はじめまして、ご挨拶が遅れましたが、新井基洋と申します。

現在、横浜市立みなと赤十字病院の、めまい・平衡(へいこう)神経科部長を務めています。
横浜市立みなと赤十字病院では、リハビリをめまい治療の柱としています。
症状が重い人には、薬による治療も行いますが、それでもリハビリは必ず行ってもらいます。

その結果、これまでに、**入院治療約1万人、外来・再診を含めると、のべ約25万人**の患者さんが、めまいの苦しみから解放されています。

しかしながら、リハビリの治療を受けたくても、わざわざ横浜まで行けない、仕事が忙しくて平日の通院は難しいという人もいるでしょう。

また、「めまいにはリハビリが効果的である」という事実があまり知られていないため、全国的に見てもリハビリを実施している医師や理学療法士は、ごくわずかしかいません。

そこで、ぜひ多くの人にリハビリの効果を実感してもらうべく、病院で行うリハビリを、**ひとりでもできるようにアレンジしたのが、「めまいリセット法」です。**

リハビリというと、動作が難しい、続けるのが大変というイメージがあるかもしれません。しかし、「めまいリセット法」は違います。

- **とにかく簡単**
- **続けやすい**

という特徴があり、リハビリに不安や苦手意識がある人でも取り組みやすくなるよう工夫しています。

じつは、はじめは「簡単すぎるかな」と思ったのですが、多くのめまい患者さんに試していただいたところ、**グルグル、フワフワ、グラグラ……あらゆる症状が改善されました。**救急車を呼ぶほどの激しいめまいでも、よくなっています。

患者さんから喜びの声がたくさん届いていますので、ほんの一部をご紹介します。

「めまいリセット法」を実践したら、こんなによくなった！

一切の家事ができなくなり、揺れるものを見ると気持ちが悪くなるので、お風呂にも入れなくなった

3週間「めまいリセット法」を実践！

家事が問題なくできるようになり、日常生活への支障がなくなった（41歳女性）

天井がひっくり返るようなめまいを感じ、救急病院へ駆け込んだ

1週間「めまいリセット法」を実践！

めまいが落ちつき、友人と旅行を楽しめるようになった（71歳女性）

視界が左右に波打つめまいと、ふらつきに悩まされ、外出が怖くなった

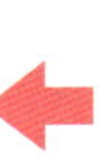

7か月「めまいリセット法」を実践！

一度もめまいが起こらず、好きなアーティストのライブにも行けるようになった（58歳女性）

少し頭を動かすだけで、めまいが起きていた

3日間「めまいリセット法」を実践！

めまいが起こらなくなり、高所で作業する仕事も安心してできるようになった（58歳男性）

3つの病院を回っても、足のふらつきがまったく改善しなかった

4日間「めまいリセット法」を実践！

歩くだけでなく、階段の上り下りもひとりでできるようになった（60歳女性）

じつは、**私も「めまいリセット法」の効果を実感したひとり**です。

ある日の早朝、出張先のホテルでのことです。

目が覚めて目を開けた途端、カーテンが右から左に流れていくようにものすごいスピードで流れているように見えるのです。

「これが、めまいか……」と理解したものの、嘔吐（おうと）の症状もあり、はうようにしてベッドから抜け出したことを覚えています。

これまで、さまざまな患者さんの話を聞いてきたにもかかわらず、自分が経験してみると、想像以上につらい状態でした。

それは、まるで、駅のホームに立っていて、「猛スピードで通過する電車を延々と見ているような感じ」と言ったほうがわかりやすいでしょうか。

症状は一向に治らず、その日の予定はすべてキャンセル。

さらに、ホテルは延泊し、丸1日寝込んでいました。

その後、まだめまいの症状はあったものの、なんとか横浜に帰り着き、**私が最初にやったことは、「めまいリセット法」**でした（もちろん、頭部ＭＲＩで脳が正常なことを確認したあとです）。

普段、患者さんに口酸っぱく、粘り強く実践するように話しているので、実際に私がやらないわけにはいきません。


毎日続けたところ、1か月ほどですっかりよくなりました。

いまでも忘れられないほどのつらいめまいでしたが、「めまいリセット法」の効果を身をもって感じることができたのは、思いがけない収穫でした。

もし、いまあなたがめまいでつらい思いをしているなら、すぐに「めまいリセット法」をはじめてください。

かつて激しいめまいを経験したことがあって、再びめまいが起こるかもしれないと不安に感じているあなたも、予防のためにぜひ「めまいリセット法」をしてください。

「めまいリセット法」をするときは、ぜひ次の言葉を言ってから行いましょう。

- **私はめまいに負けない！**
- **私はめまいを治す！**

私は、いまでも毎日「めまいリセット法」をしています。
みなさんも、私と一緒にがんばりましょう！

新井基洋

もくじ

第1章 めまいを自力で改善する「めまいリセット法」の秘密

第2章

1万人が効果を実感！ 6つの「めまいリセット法」

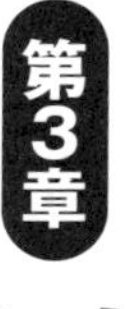

第3章 自己チェックでわかる めまいのタイプ別「傾向と対策」

第4章

ストレスはめまいの大敵！リセット法の極意は「継続すること」

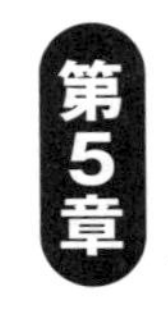

第5章 知っておくと安心！ めまいの「予防策と対処法」

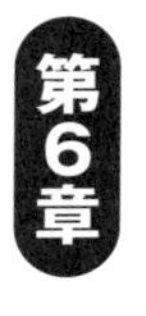

体にいいことは、めまいにもいい
めまいにならない暮らし方

第7章 後悔しないめまい治療の受け方

第1章

めまいを自力で改善する「めまいリセット法」の秘密

めまいの原因は「耳」が7割

あなたを悩ませているめまいの原因は、おもに**「耳」**にあります。じつは、**耳は、めまいの原因の約7割を占めているのです**。

めまいは、体のバランスが崩れることで起こります。ですから、めまいを理解するために、まずは体のバランスの話をしようと思います。

私たちの体はバランスをたもつために、目、耳、足の裏からの情報を小脳がまとめ、それを大脳に伝えています。この目、耳、足の裏のうち、小脳がもっとも頼りにしている情報収集役が「耳」です。

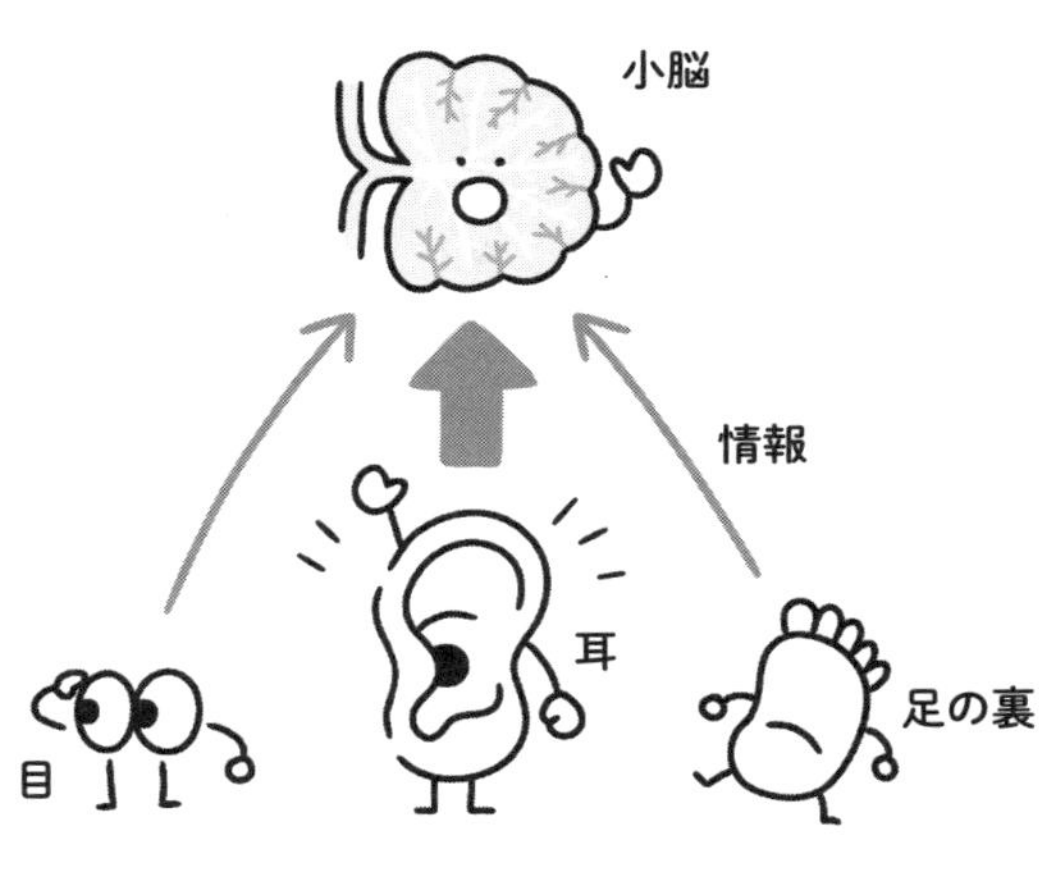

耳には体のバランスをとる役目がある

耳のはたらきというと、音を聞くことを思い浮かべるかもしれませんが、それだけではありません。

耳には、体のバランスをたもつために、体の位置や傾き、動きの速さや方向など、**体の動きに関わる情報を小脳に送る役割**もあります。

ところが、なんらかの理由で左右どちらかの耳のはたらきが低下すると、小脳は正確な情報を得ることができなくなります。

すると、正確な情報を送っている目と足の裏からの情報と耳からの情報にずれが生じ、小脳は体のバランスをうまくとることができなくなります。その結果、めまいが起きるのです。

体のバランスのシステムはどうなっている？

ここまでの説明で、なんとなく、耳と小脳が密接につながっていて、体のバランスにおいて重要な役割を担（にな）っているのがわかってもらえたかと思いますが……いまいち、ピンとこなかった人のために、わかりやすい例をあげてみます。

会社組織にたとえると、会社が私たちの体で、**大脳は、会社の司令塔である社長**です。社長は信頼のおける優秀な部下がいなくては、会社にとっての最良の決断を下すことができませんよね。

その**社長の右腕となってはたらくのが小脳**です。

さらに**目、耳、足の裏は、中間管理職のポジション（その中でも、耳がリーダー的な役割）**にあり、**上司である小脳**にこまごまとした情報を伝えます。

中間管理職の人は、部下からの情報を集約・取捨選択して社長に伝えます。この連携がうまくいくことで会社は安定・繁栄します。

体もまったく同じで、小脳が優秀であれば、目、耳、足の裏から送られてきた情報を正しく大脳に送ることができます。

大脳は受け取った情報をもとに手足に「動け！」と指令を送り、それに従って手足はうまく動くことができ、私たちは体のバランスを崩すことなく、立ったり、歩いたりできているのです。

リセット法がめまい改善に効くワケ

めまいは、左右どちらかの耳のはたらきが低下する（左右差が生じる）ことで起きると説明しました。つまり、めまいを軽減するには、耳のはたらきの左右差を改善すればよい、ということになります。

しかし残念ながら、左右差を根本的になくす方法はありません。めまいの薬を使っても治すことはできないのです。

そこで、**「めまいリセット法」**の出番です。

この本で紹介するリセット法の多くは、**小脳を鍛える**ことを目的としています。

ポイント

めまい改善のしくみ

・めまいリセット法を行う
（目、耳、足の裏を刺激する）
↓
・小脳のはたらきが高まる
↓
・小脳が低下した耳のはたらきを補う
↓
・めまいが改善する

私たちの体は、目、耳、足の裏からの情報を小脳がまとめ、大脳に伝えることで、バランスをとることができているのでしたね。

しかし、片方の耳のはたらきが低下して左右差が生じた場合、小脳はその左右差を補おうとします。

リセット法は、この小脳のお助け機能に着目したことで生まれました。

具体的には、上記のような「しくみ」になっています。

ですから、目や頭を動かす**めまいリセット法（62ページ）で小脳を鍛えれば、耳の左右差を補おうとする小脳のはたらきが高まり**、めまいの症状がよくなるのです。

「小脳」は体のパイロット

小脳と耳の関係は、プロペラ機にたとえることができます。

プロペラ機の本体が人間の体だとすると、**パイロットは小脳**、両翼についている**プロペラは耳**です。

もしプロペラ（耳）のどちらかがうまく動かなくなったとしても、パイロット（小脳）が優秀であれば、なんとかバランスをとりつつ飛行を続けられます。

しかし、腕の悪いパイロット（小脳）では、機体を制御しきれません。

パイロットは、どんなアクシデントも乗り切れるように、日ごろから訓練をしています。それと同じように、**小脳のはたらきを高めるには、めまいリセット法で鍛えることが大切**なのです。

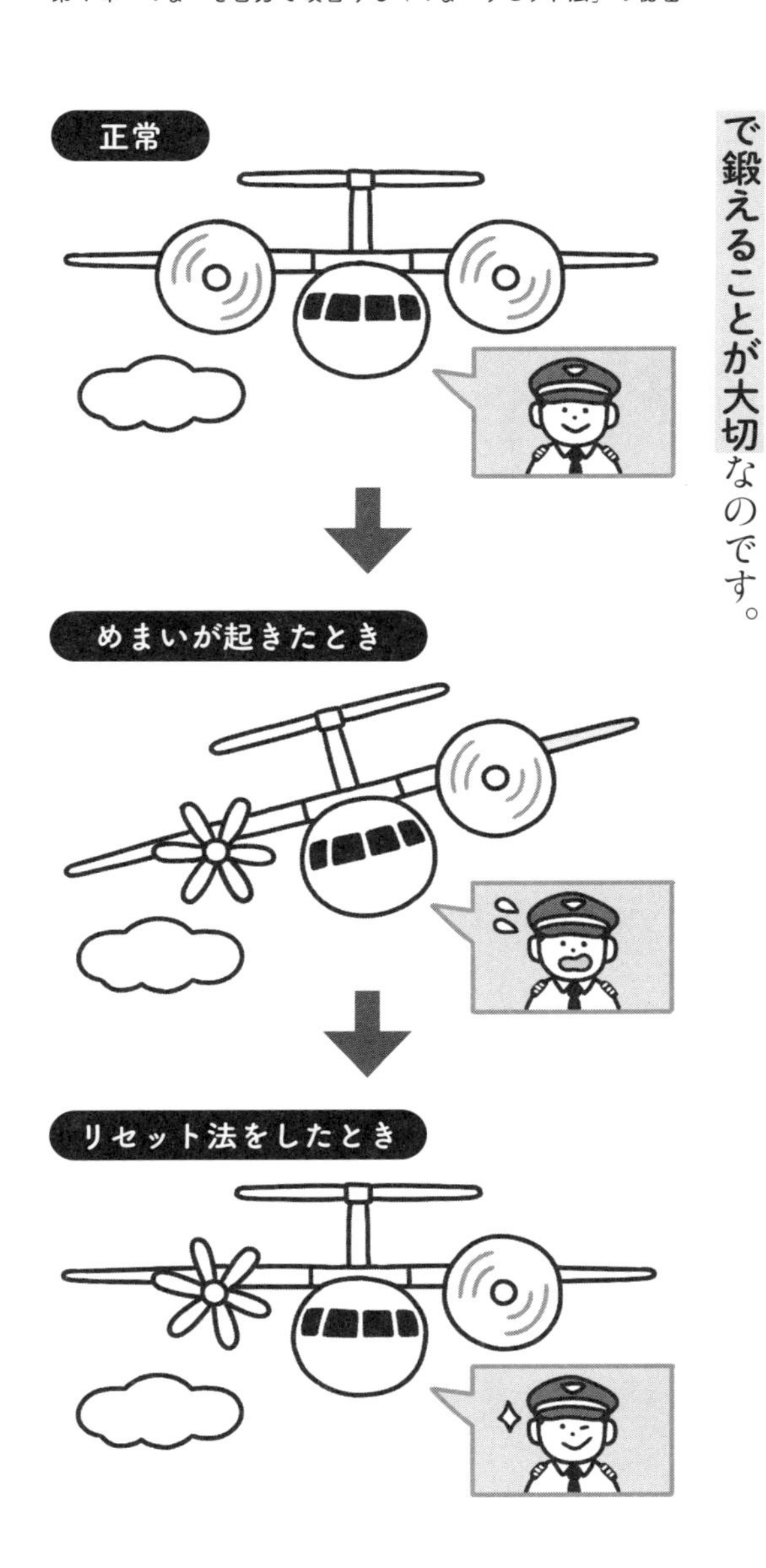

あえて目を回すから効果が上がる!? めまいリセット法は「小脳の筋トレ」

遊園地のコーヒーカップに四六時中乗っていれば、（グルグル目が回る回転性の）めまいに強くなる。

これは少し極端なたとえですが、めまいの特効薬は薬ではなく、**目が回ってしまうような環境にあえて身を置くこと**なのです。めまいリセット法は、自分でその状況をつくる方法でもあります。どういうこと？　と思った人は、氷上を華麗にクルクル回転しているフィギュアスケーターを思い浮かべてください。

フィギュアスケーターは、クルクル回っても目を回すことなく美しい演技を続けられている。不思議ですよね。彼らが特殊能力の持ち主だと思っている人も多いでしょう。

しかし、そうではありません。彼らもはじめは私たちと同じで、クルクル回ったあとはフラフラしたり、気持ち悪くなったりしたのです。

彼らが目を回さない秘密は〝小脳〟にあります。

目、耳、足の裏から送られる情報エラーを修正する小脳のバランスシステムは、発動する機会が増えれば増えるほど、情報修正能力＝バランスをとる能力が高まります。

もうおわかりですね。フィギュアスケーターたちはクルクル回るという、あえて体のバランスを崩すような動きをくり返すことで、バランスシステムが発動する機会を増やしているのです。その結果、ちょっとやそっと回ったくらいでは目を回してバランスが崩れることがないような、たくましい小脳（＝優秀なパイロット）を育成することに成功しているのです。

めまいリセット法をはじめるのに、遅すぎることはない

そもそも**小脳に限らず、脳にはある程度の負荷をかけていかないとその機能は低下していくいっぽう**となります。

めまいの症状が重い人は、発作が怖くて視線を動かさない、ふり返ったりしないなど、めまいのきっかけになるような行為を避けたり、中には寝たきりに近い状態で1日を過ごしたりするという人も少なくありません。

気持ちは痛いほどわかるのですが、これではバランスシステムが発動する機会が失われ、機能がどんどん低下してしまいます。

「小脳を鍛えましょう」というお話をすると、「もう歳を取っているし、いまから小脳を鍛えるのは難しいのでは？」と思われる人がいます。

じつは、人間の臓器の多くは自分の意思で鍛えることは難しいのですが、**脳と筋肉だけは異なり、いくつになっても成長させることができます。**

脳は筋肉のように成長を目で見ることはできませんが、頭の中では同じようなことが起きています。めまいリセット法によって、あなたの小脳は確実に鍛えることができます。**いくつになってもあきらめる必要はない**のです。

次の章で、具体的なめまいリセット法を紹介していきますが、その前に、自分のめまいのタイプを把握しておきましょう。そうすることで、より自分の症状に適しためまいリセット法を試すことができます。

グルグル回るだけじゃないめまいの3つのタイプ

「耳」が原因のめまいといっても、その症状はさまざまです。めまいの症状は、次の3つのタイプに分けることができます。

①グルグル型の「回転性めまい」
②フワフワ型の「浮動性めまい」
③ユラユラ型の「動揺性めまい」

それぞれのタイプについて、くわしく見ていきましょう。

①寝ても、起きても目が回る！　グルグル型の「回転性めまい」

目の前がグルグル回る症状が現れる「回転性めまい」は、３つの中でもっとも多いタイプです。めまいといえば、この「回転性めまい」を思い浮かべる人が多いのではないでしょうか。

「回転性めまい」は、おもに次のような症状があります。

- 視界がグルグル回って見える
- 物がブレて見える
- 風景が左から右、右から左に流れているように見える
- 風景が上下や左右に激しく動いているように見える

「回転性めまい」の発作は、数分で治まる場合もあれば、長時間にわたり続くこともあります。ときには吐き気や嘔吐などの症状も伴います。

動くことすらままならないような重い症状が出ることが多く、3つのタイプのめまいの中でももっともやっかいなめまいと言えるでしょう。

② 雲の上を歩いている!? フワフワ型の「浮動性めまい」

体がフワフワ浮いたように感じる「浮動性めまい」は、おもに次のような症状があります。

- 体がフワフワと宙に浮いているような感覚がある
- マットやスポンジの上を歩いているような、フワフワした不思議な感覚を覚える回転性めまいほどの重い症状ではないのですが、**症状が長引くことが多い**のが特徴です。そのため、症状があっても異常とは感じず、病院へ行かない人も多いと思われます。

ひと昔前は「フワフワ型のめまいが起きたら、まずは脳の疾患を疑うべし」と言われていました。しかし近年の研究では、その可能性は低いことがあきらかになっています。

③ まっすぐ歩けない、人混みが怖い！ ユラユラ型の「動揺性めまい」

頭や体がグラグラ、あるいはユラユラ揺れた感じがする「動揺性めまい」は、おもに次のような症状があります。

・体が前後にユラユラして、不安定で立っていられない
・地震でもないのに、地面がユラユラ揺れているような感じがする
・歩いているとき、体が右や左に引っ張られるような感じがして、自然に右か左のどちらかに曲がってしまう
・人混みで他人にぶつかりやすい
・家の中で物にぶつかりやすい

「動揺性めまい」のつらいところは、めまいの治療を得意としない病院を受診すると、「原因不明」として**有効な治療を受けられない場合がある**ことです。「歳のせい」「気のせい」などと言われてしまうこともよくあります。

「立ちくらみ」は要注意

以上の3つのタイプのほかに、もうひとつお話ししておきたいめまいの症状があります。

立ち上がったときに「クラーッ」とする**「立ちくらみ」**という症状です。これは耳ではなく、脳貧血や心疾患、脳血管障害などによる一時的な血流障害が原因となる症状です。低血圧、睡眠不足、疲労などが原因で起こることもあります。

この立ちくらみに関しては、本書のめまいリセット法での完全改善は期待できない少し**特殊なタイプのめまい**です。ときには重篤(じゅうとく)な病気が隠れていることもあるため、症状が頻繁に起こるようであれば、耳鼻咽喉(いんこう)科ではなく、**循環器内科や脳神経内科を受診**することをおすすめします。

とくに、65歳以上で生活習慣病の高血圧や糖尿病などの持病がある男性で、突然、強い立ちくらみの症状が出た場合は、脳梗塞(こうそく)や脳出血などの脳の障害が原因の「中枢性めまい」と呼ばれるめまいの可能性があるので、早急に脳神経内科、脳神経外科などを受診する必要があります。

ちなみに、高血圧や糖尿病などの持病がある男性は、女性の3倍も中枢性めまいになりやすいことがわかっているので、生活習慣病に注意することが重要です。

では、いよいよ次の章で、本書の「肝」である、めまいリセット法をご紹介しましょう。

1万人が効果を実感！
6つの「めまいリセット法」

グルグル型も、フワフワ型も、ユラユラ型も！全部のめまいを解消

めまいを改善するめまいリセット法は、次の6つです。

①速いヨコ
②速いタテ
③ナナメ
④ふり返り
⑤上と下
⑥ハテナ

いずれも、目や頭を動かすだけの簡単な方法なので、すぐに覚えられるはずです。

それでは、いよいよめまいリセット法のスタートです。

と言いたいところですが、その前に、次のページにある「ふり返りテスト」をやってみてください。これは、**あなたのめまいの状態を知っておく**ために必要なことです。

第1章で、めまいの原因は「耳のはたらきの左右差」だとお話ししました。

そこで、みなさんもご自分のどちらの耳がめまいの原因になっているかをチェックしてほしいのです。

自分の耳の状態を知っておくと、**悪いほうの耳を意識しながらめまいリセット法を行うことができるため、効果がより期待できます。**

＼ふり返りテスト／

1 いすに座り、右腕を体の正面に伸ばして親指を立て、まっすぐ親指の爪を見る

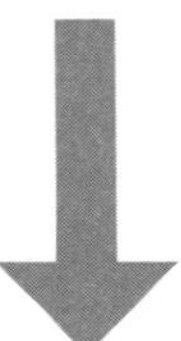

2 目線は親指の爪から動かさずに、頭を右へ 30 度回す

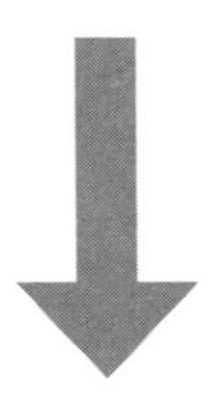

3 目線は親指の爪から動かさずに、頭を左へ 30 度回す

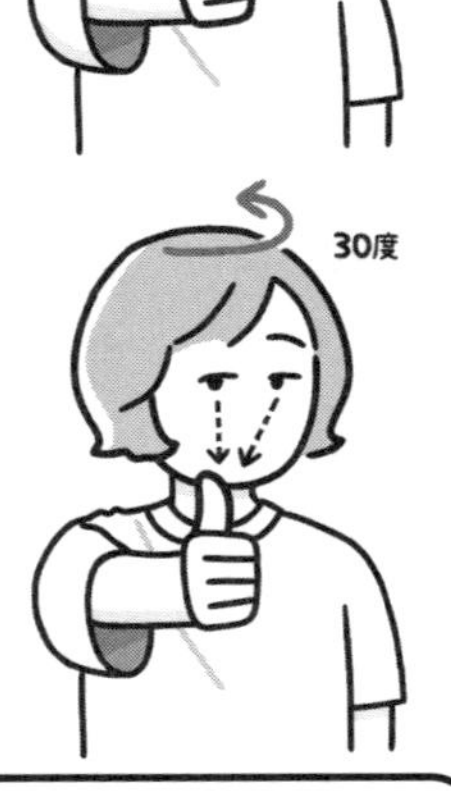

結果

❷のときに爪が見えにくい、または、ぶれて見える
→**右耳**の機能が落ちている可能性あり

❸のときに爪が見えにくい、または、ぶれて見える
→**左耳**の機能が落ちている可能性あり

ほかにも、チェックする方法があります。

□ **めまいの発作のときに「右のほうの耳を上にして寝る」と症状がやわらぐ**

□ **歩くときに「左に体が引っ張られる」感覚がある**

↓どちらかに当てはまる場合、「右の耳」の機能が落ちている可能性があります。

□ **めまいの発作のときに「左のほうの耳を上にして寝る」と症状がやわらぐ**

□ **歩くときに「右に体が引っ張られる」感覚がある**

↓どちらかに当てはまる場合、「左の耳」の機能が落ちている可能性があります。

みなさんが、ご自分のどちらかの耳がめまいの原因になっているかを確認できたところで、次のページから６つのリセット法をご紹介します。

1 速いヨコ

目線を左右に動かしたときのめまい・ふらつきを治す

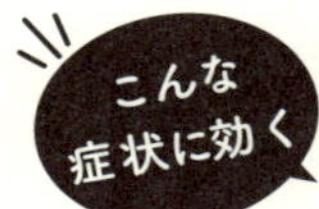

- 目線を変えたときにふらつきがある
- パソコン、書類などの横書きの文字を目で追うのがつらい

10回

・頭を動かさず、
目だけを動かしましょう

・右からはじめましょう

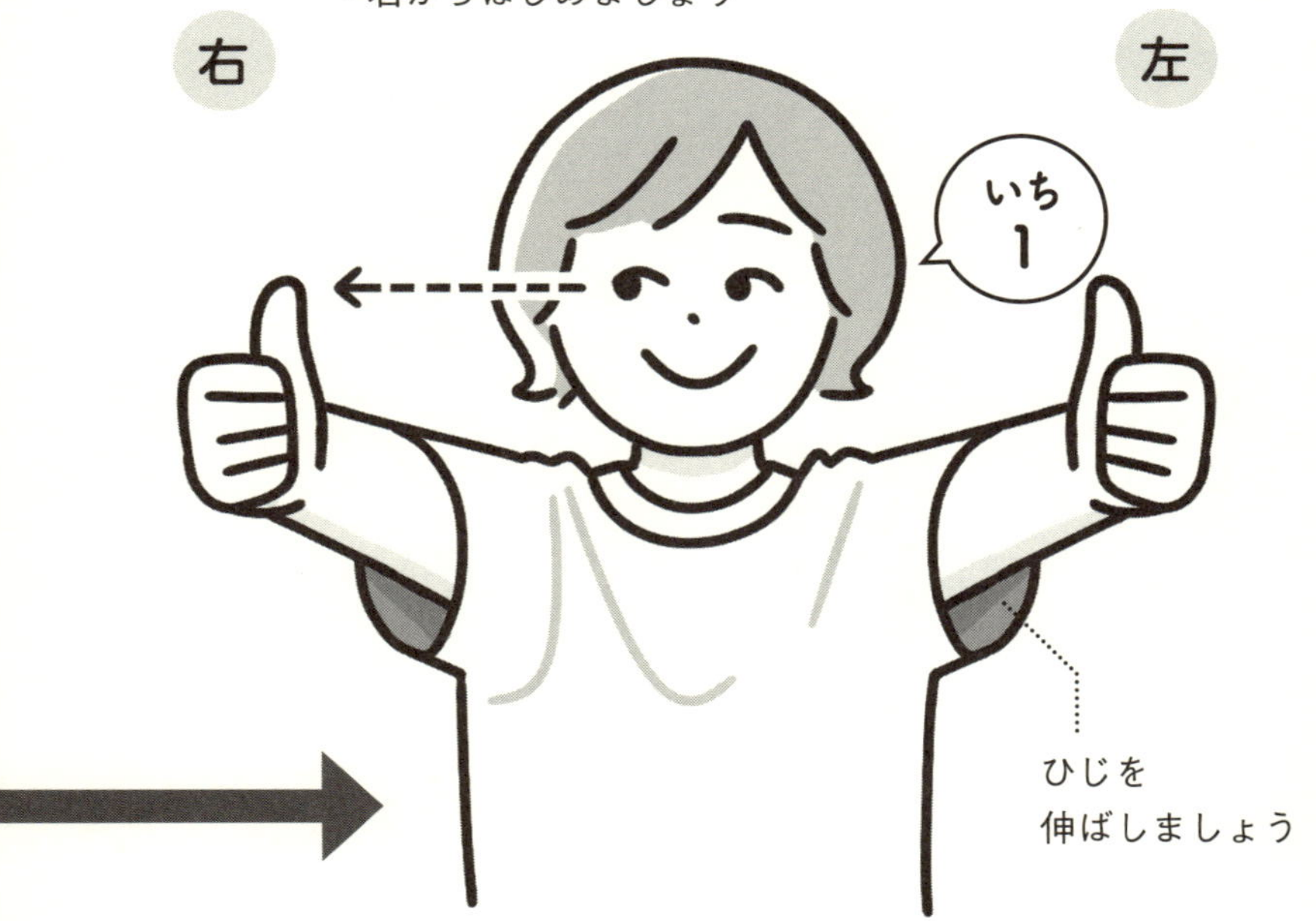

やりかた

1 いすに座り、両腕を肩の高さでまっすぐ前に伸ばしてから、肩幅より広く開く

2 両手をグーの形にして、親指を立てる

3 目だけを動かして、声を出して10まで数えながら、右左の親指の爪を交互に見る

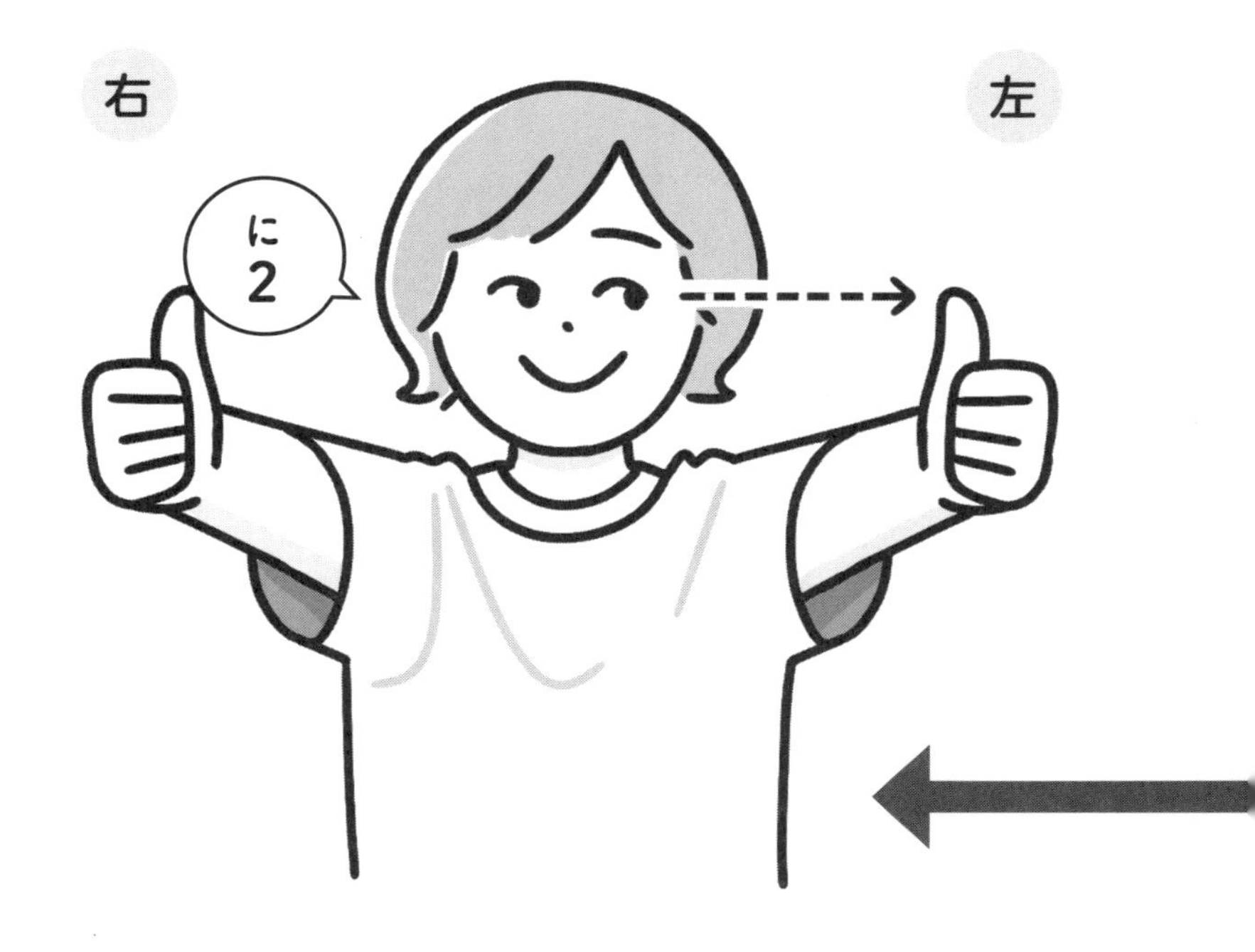

2 速いタテ

目線を上下に動かしたときのめまい・ふらつきを治す

こんな
症状に効く

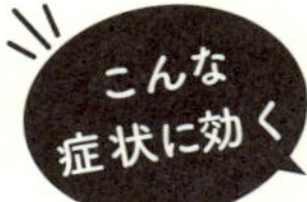

- 新聞や本などの縦書きの文字を目で追うのがつらい
- ケータイなどのスクロール画面を目で追うのがつらい

10回

・上からはじめましょう
いち
1
頭を動かさず、
目だけを
動かしましょう
ひじを
伸ばしましょう

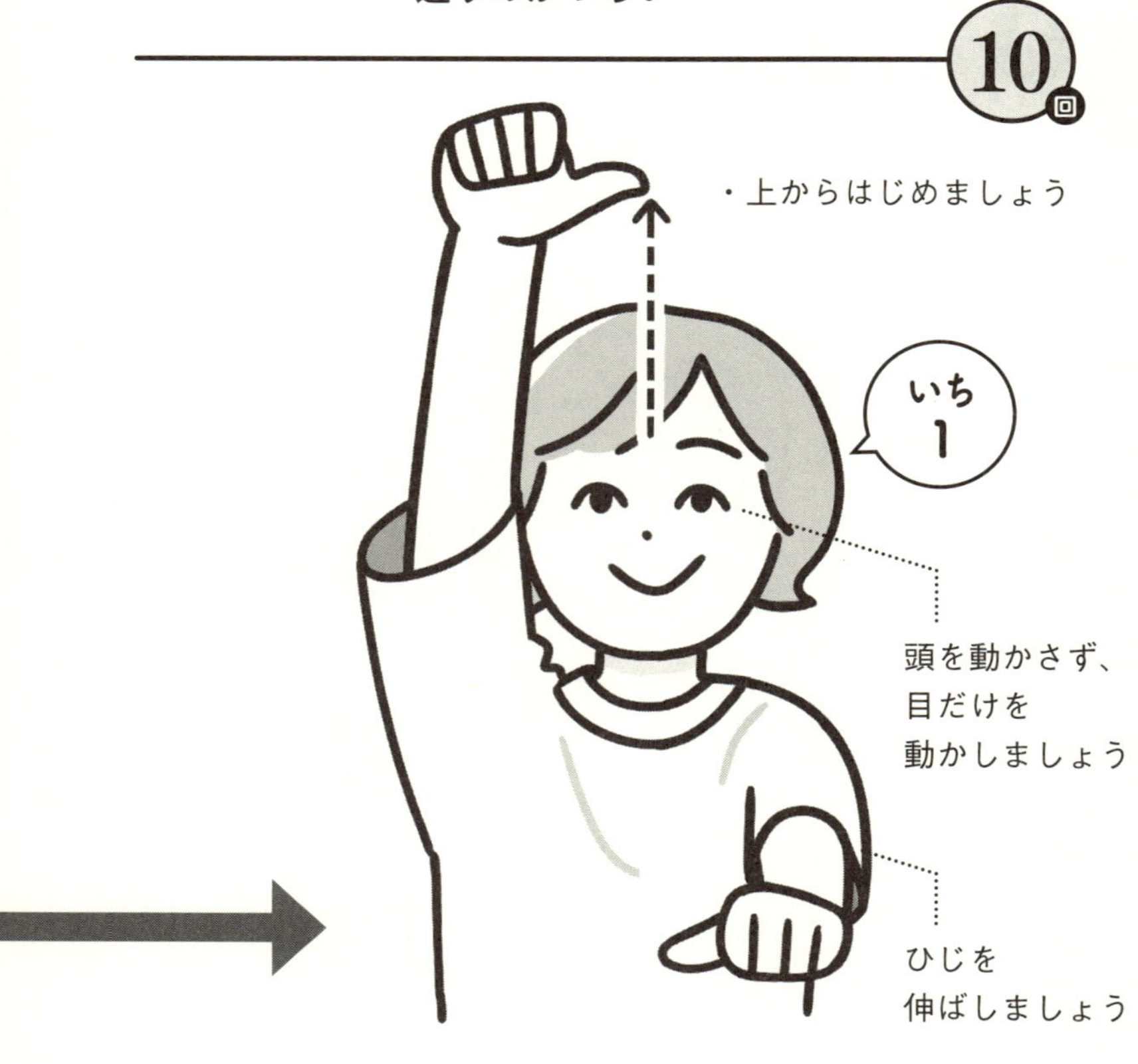

やりかた

1 いすに座り、両腕を体の正面に伸ばしてから、右手を頭の上に、左手を胸の高さに置く

2 両手をグーの形にして、親指を内側に向ける

3 目だけを動かして、声を出して10まで数えながら、上下の親指の爪を交互に見る

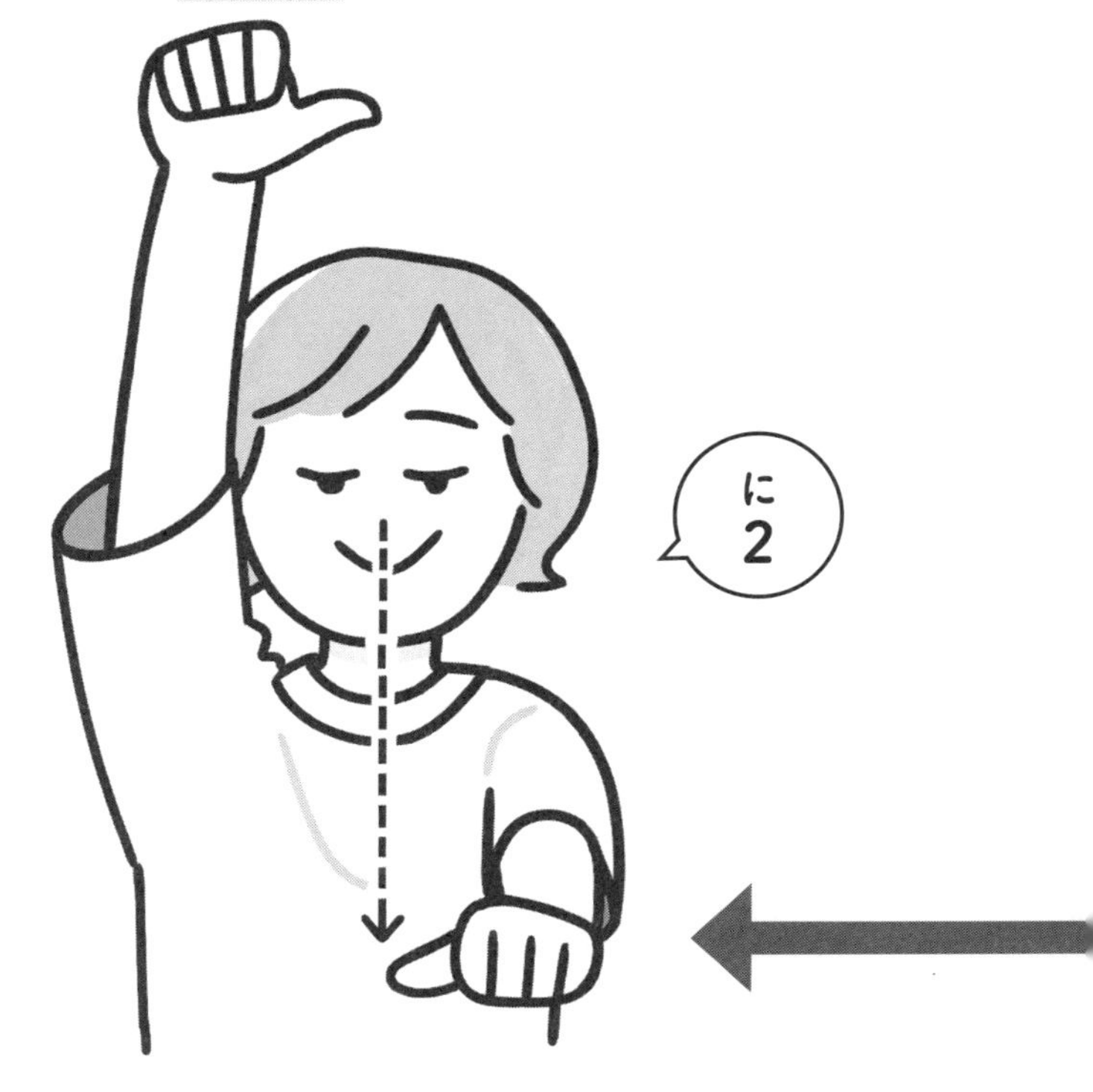

3 ナナメ

目線をあちこちに動かしたときのめまい・ふらつきを治す

こんな
症状に効く

●飛んでいる鳥など、不規則に動くものを目で追うのがつらい

❸❹を10回ずつ
・頭を動かさず、目だけを動かしましょう
・右上からはじめましょう
いち
1
ひじを伸ばしましょう

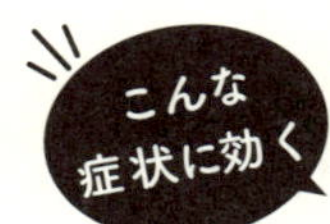

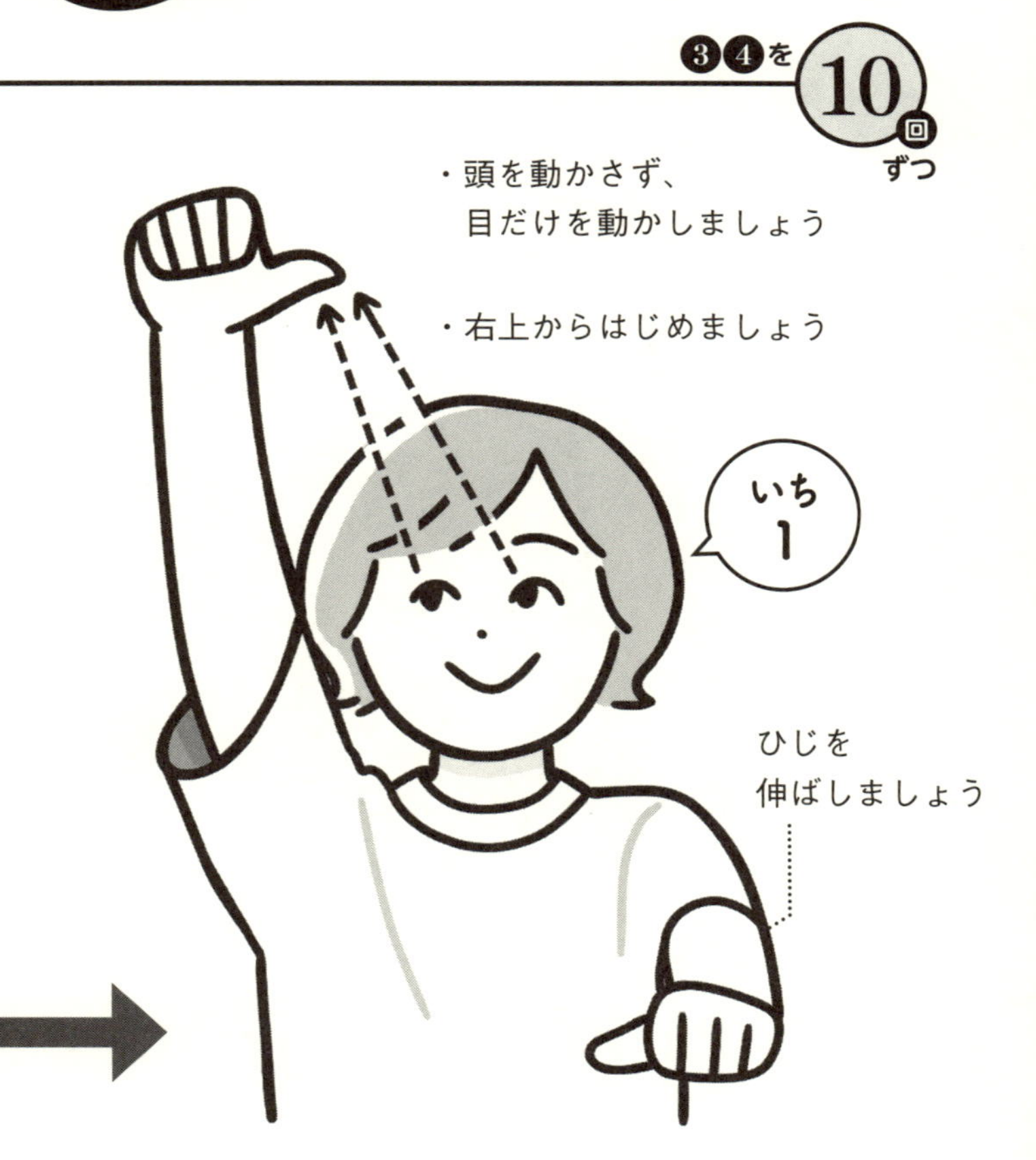

やりかた

1 いすに座り、両腕をまっすぐ前に伸ばしてから、右手を頭の斜め右上に、左手を胸の高さに置く

2 両手をグーの形にして、親指を内側に向ける

3 目だけを動かして、声を出して10まで数えながら、右上と左の親指の爪を交互に見る

4 左手を頭の斜め左上に、右手を胸の高さに置き換える。声を出して10まで数えながら、左上と右の親指の爪を交互に見る

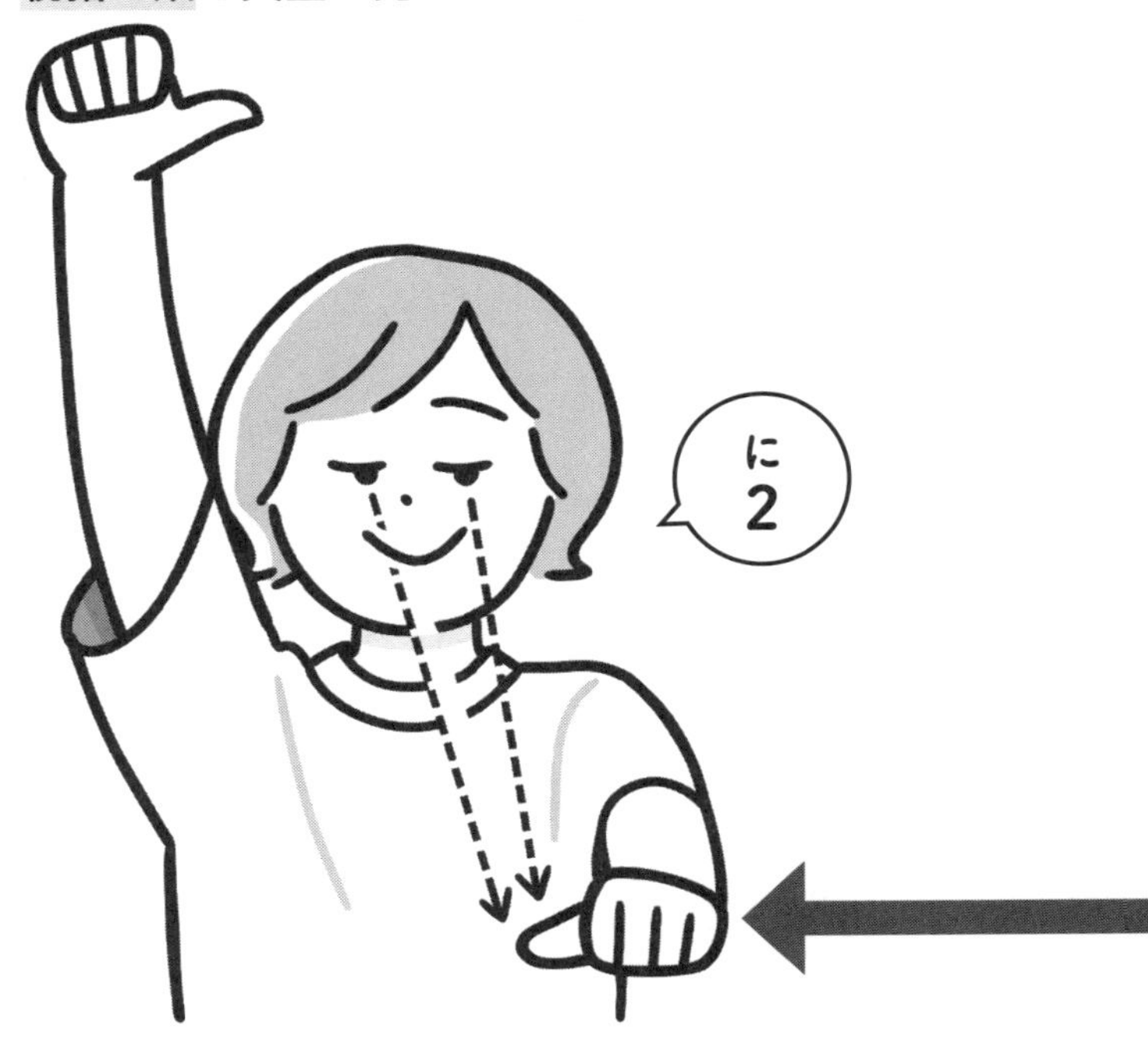

4 ふり返り

頭を左右に回したときのめまい・ふらつきを治す

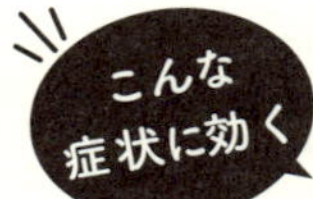

- 人に呼ばれてふり返るとめまいがする
- 車の車庫入れなどのときに後ろを見るとめまいがする

10回

・頭は30度を目安に右に回しましょう

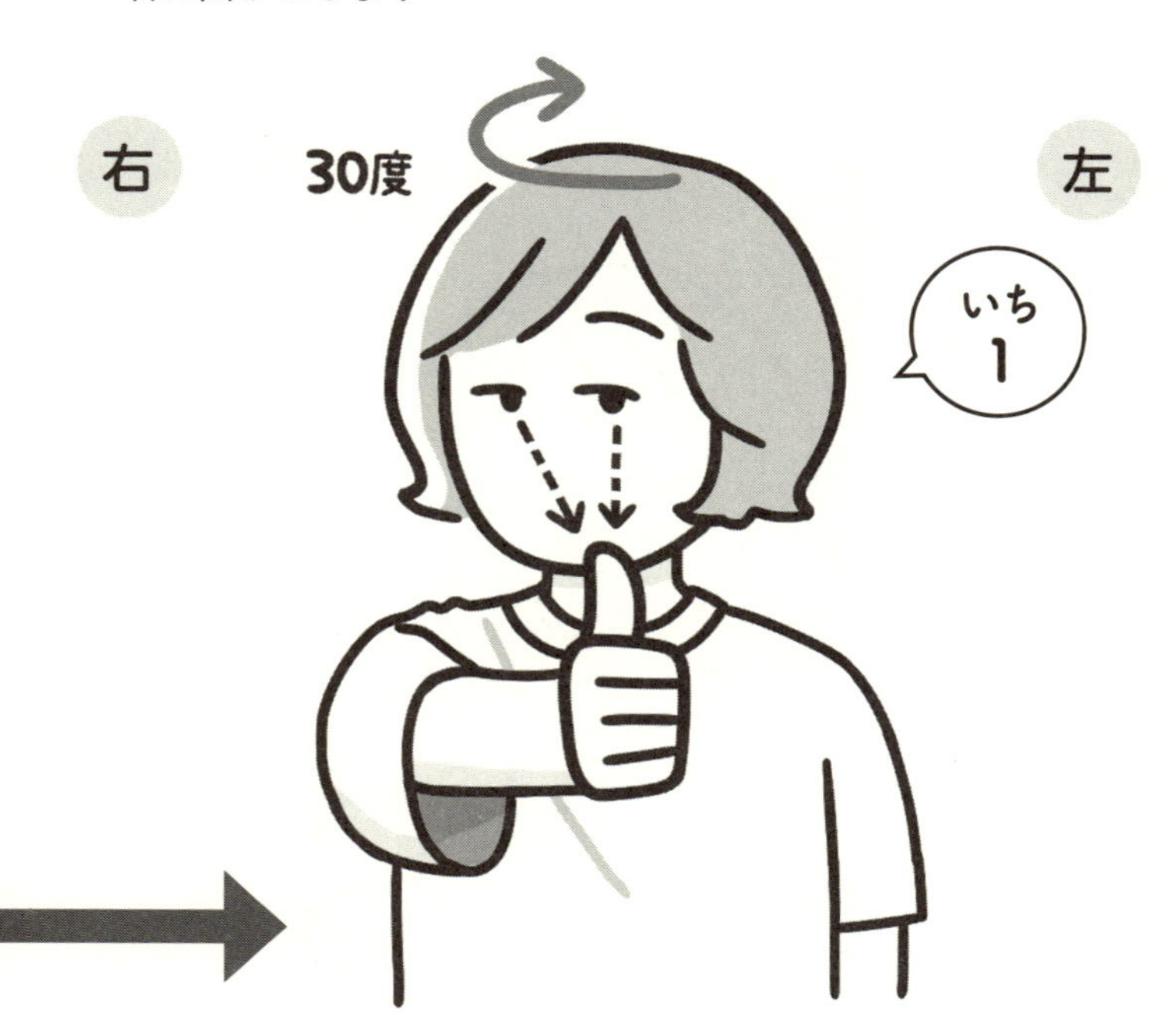

やりかた

1 いすに座り、右腕を肩の高さでまっすぐ体の正面に伸ばす

2 右手をグーの形にして、親指を立てる

3 目線は親指の爪を見たまま、声を出して 10 まで数えながら、頭を右と左に、交互に 30 度回す

・左に回しましょう

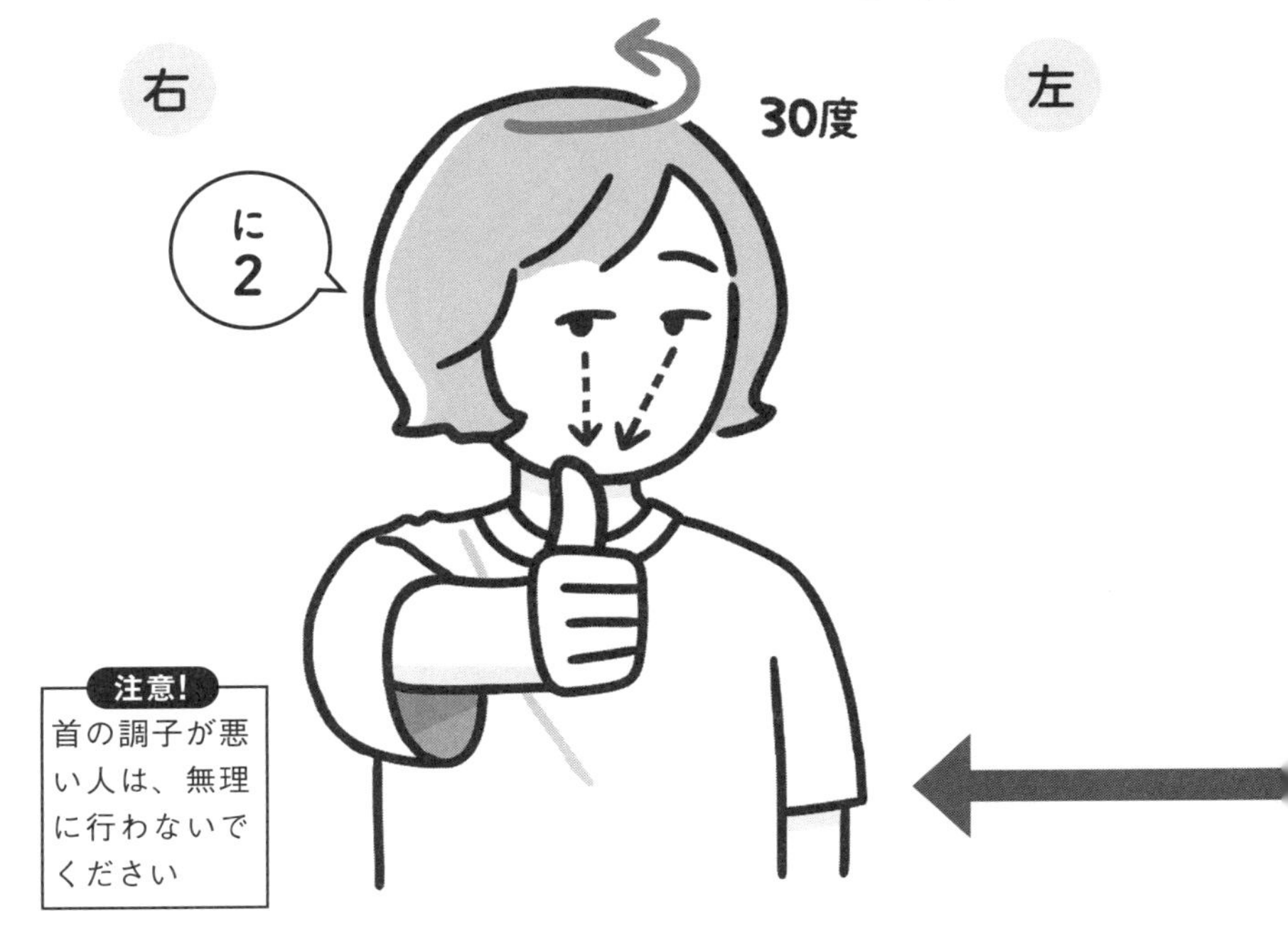

注意!
首の調子が悪い人は、無理に行わないでください

5 上と下

頭を上下に動かしたときのめまい・ふらつきを治す

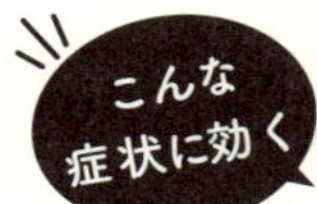

- 目薬をさすときにクラッとする
- お風呂で髪や顔を洗うときにクラッとする
- 靴ひもを結ぶのがつらい

10回

・目線が外れないぎりぎりのところを目安に、頭を後ろに動かしましょう

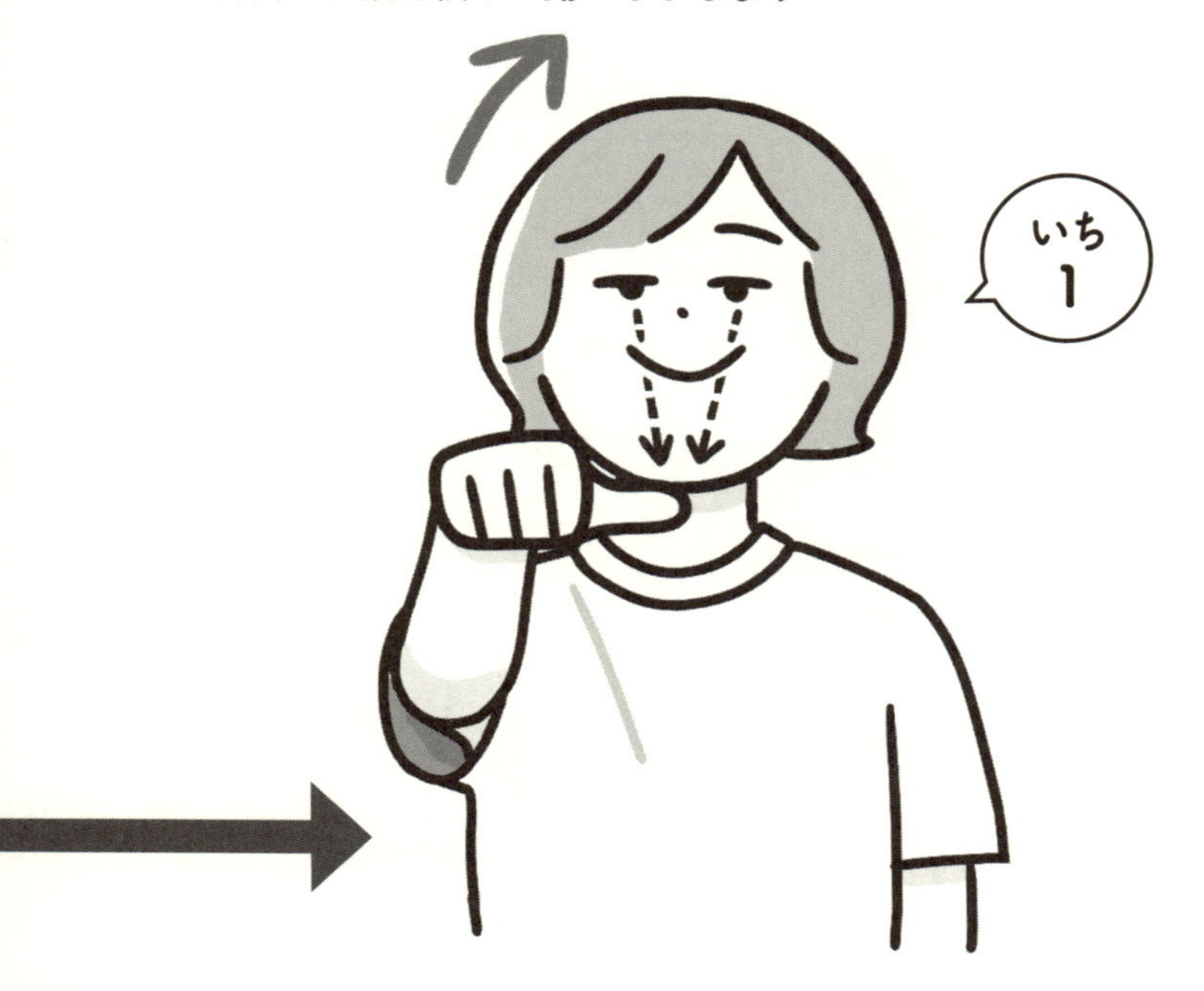

やりかた

1 いすに座り、右腕を肩の高さぐらいまで上げて、まっすぐ体の正面に伸ばす

2 右手をグーの形にして、親指を内側に向ける

3 目線は右手の親指の爪を見たまま、声を出して10まで数えながら、頭を後ろと前に動かす

・頭を前に動かしましょう
に
2
注意！
首の調子が悪い人は、無理に行わないでください

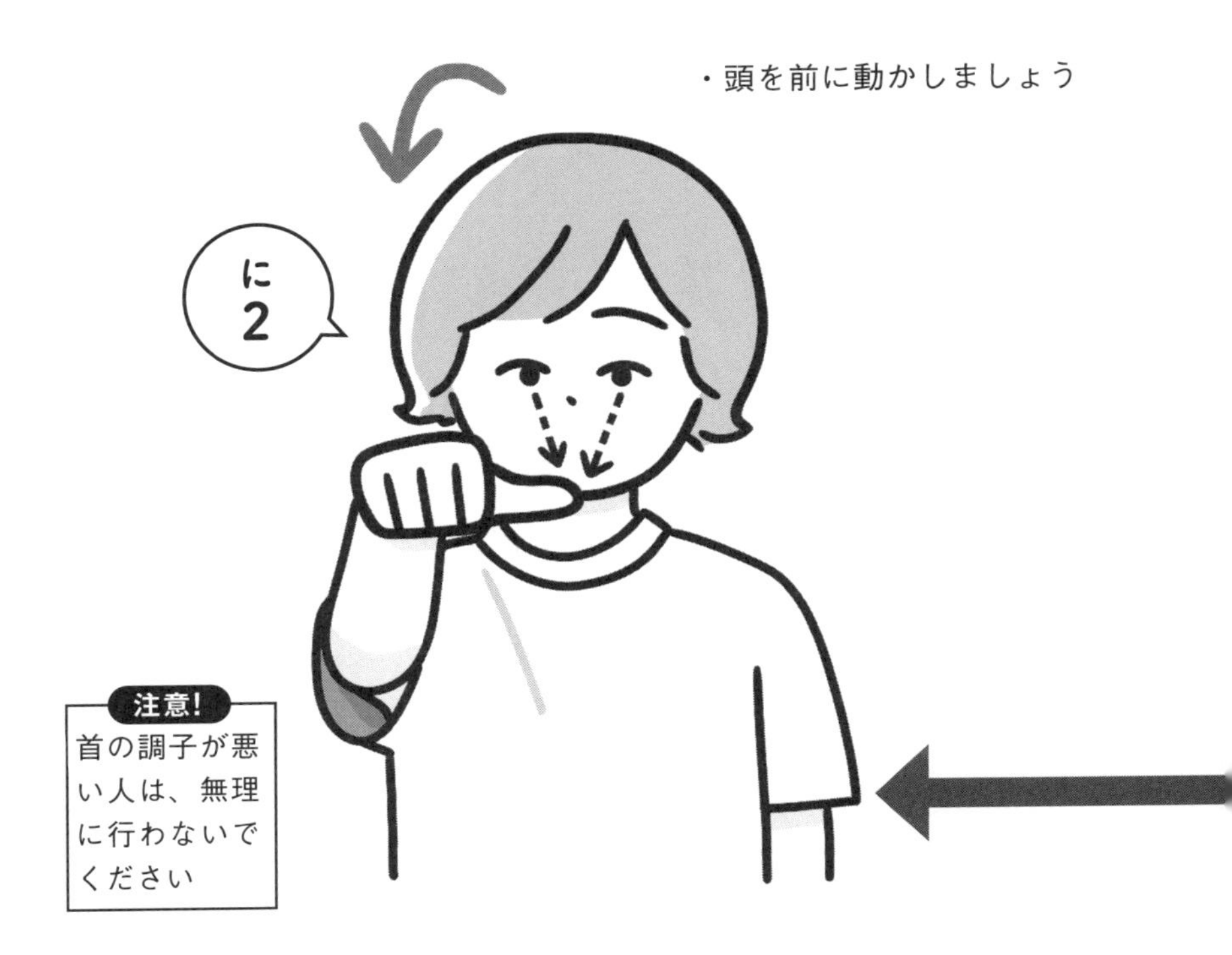

6 ハテナ

頭を左右に傾けたときのめまい・ふらつきを治す

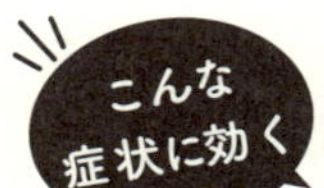

●首をかしげるとクラッとする
●窓ふきをしているとクラッとする

10回

・30度を目安に
頭を右に
傾けましょう

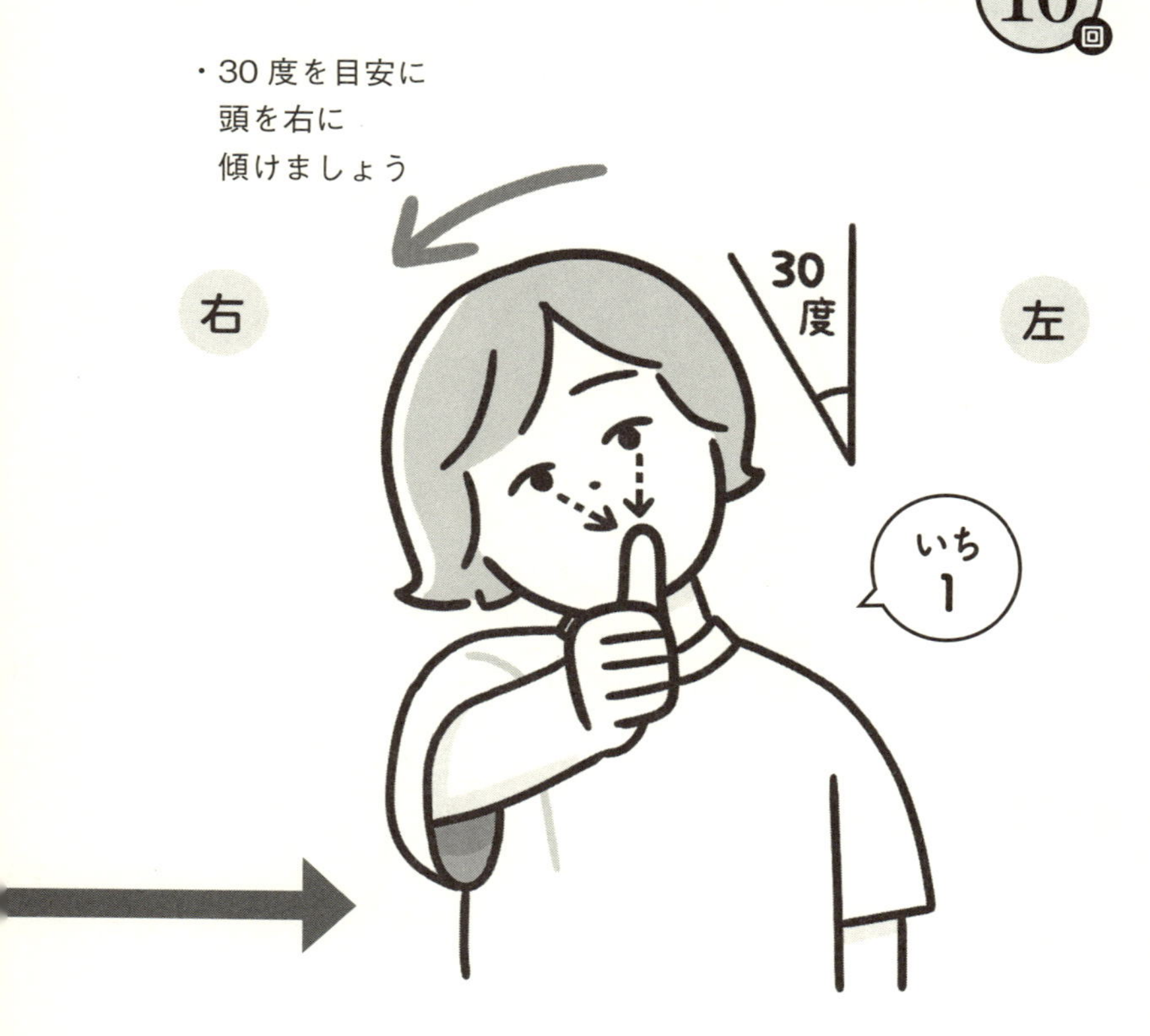

やりかた

1 いすに座り、右腕を肩の高さぐらいまで上げて、まっすぐ体の正面に伸ばす

2 右手をグーの形にして、親指を立てる

3 目線は右手の親指の爪を見たまま、声を出して10まで数えながら、頭を右と左に交互に傾ける

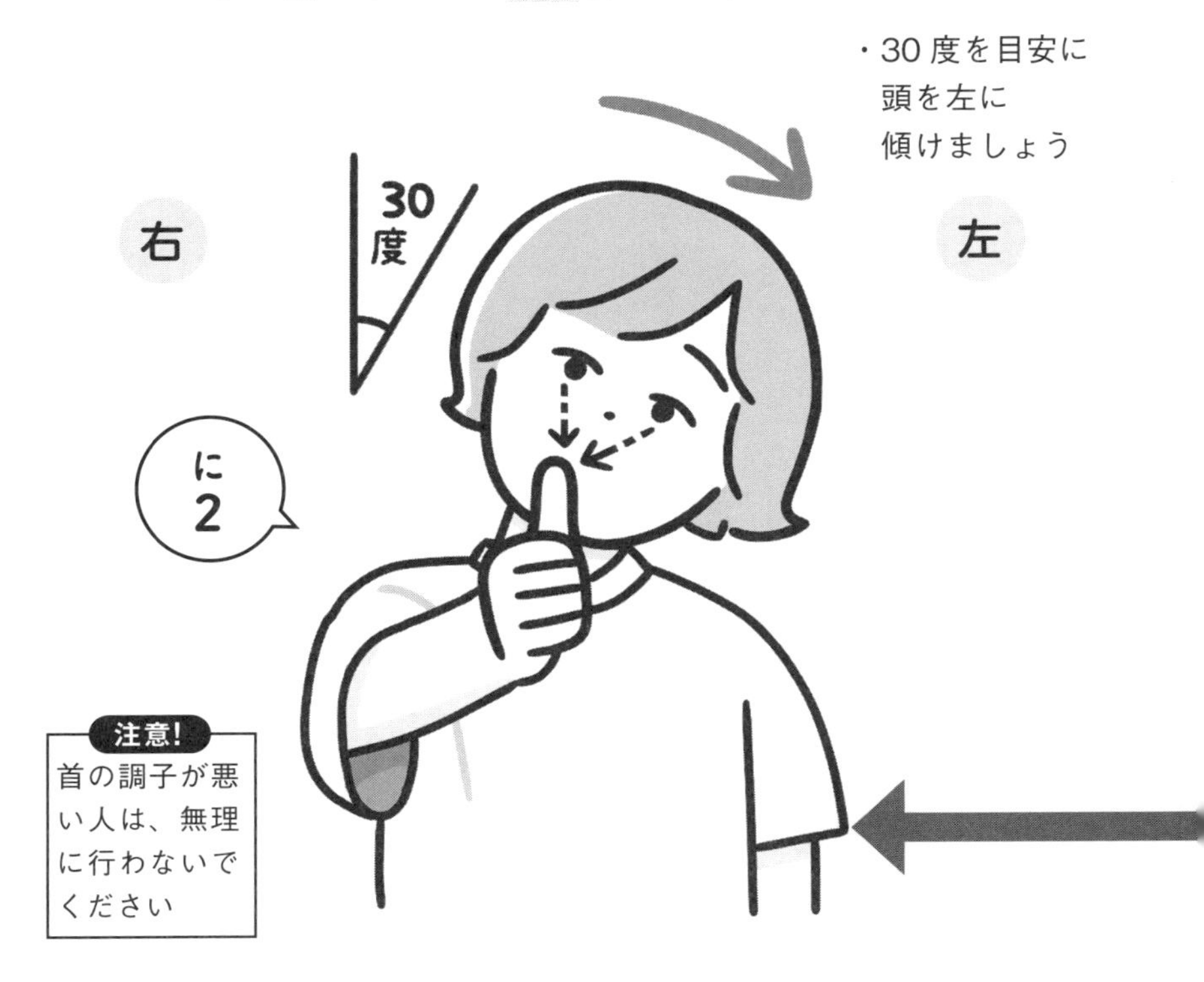

めまいリセット法効果を倍増させる4つのポイント

基本となる6つのめまいリセット法を紹介してきましたが、いかがでしょう。1つ1分程度でできますし、挫折しにくいように簡単な方法を考えましたので、すぐにできるようになると思いますよ。がんばってください！

ここでは、リセット法の効果をさらに高めるポイントをお伝えしていきます。

ポイント1　「6つセット」でめまいを撃退！

めまいは、さまざまな原因が重なって起こりますが、どの原因でめまいが起こっていても改善できるように考えてつくったのがめまいリセット法です。

ですから、**６つのリセット法はすべて行うことをおすすめ**します。

でも、その日のコンディションによっては、できないものがあると思います。

体調が悪いときには、気分が悪くならなかったものだけを行ってもＯＫです。

回を重ねて小脳が鍛えられてくると、次第にやりにくいメニューが減ってくるはずです。焦らず、無理せず、進めていきましょう。

ポイント2　「１日２回」。でも無理はしない

朝起きたときと、夕方から夜にかけての時間帯の「１日２回」行いましょう。

なぜなら、この時間帯にめまいが起こることが多いからです。

ほかの時間帯にめまいを起こしやすいという人は、その時間帯に行ってください。ただし、嘔吐を避けるため、食後の1時間はしないでおきましょう。

時間に余裕があれば、1日3回に増やしましょう。反対に、体調が悪いときは1日1回に減らしても構いません。

大切なのは、毎日続けること。リセット法の効果が表れる平均期間は、「2〜3週間」ですが、小脳が慣れるには少なくとも3か月はかかります。そういう意味でも、**3か月はサボらずに続けてほしい**ところです。

ポイント3　声を出して元気に！

「いち、に、さん」と、**大きな声を出して回数を数えながら行いましょう**。

いろいろな患者さんに声を出してめまいリセット法を試していただいたところ、「気持ちが前向きになった」「やる気が出た」「がんばって続けようという気持ちになれた」と、ポジティブな意見をいただいています。

「はじめに」でもご紹介した、**「私はめまいに負けない」「私はめまいを治す！」**

という〝魔法の言葉〟を唱えながら行うのもおすすめです。

ちなみに、ポジティブな言葉を声に出して唱えることは、ストレスが大きな原因となる「持続性知覚性姿勢誘発めまい」という病気の治療法として活用されています。それに関しては143ページでくわしくお話しします。

ポイント4　少しずつレベル上げに挑戦

6つのめまいリセット法は、頭は固定して目だけを動かすものと、目は固定して頭だけを動かすものがあります。目を動かすスピードは、ゆっくりからはじめ、**だんだん速く動かしてみましょう**。

ただし、はじめは気分が悪くなったりするかもしれませんので、そのときの体調に合わせて速さを調整してください。

「もっとやりたい」「もっと早く治したい」人にすすめる発展のめまいリセット法

６つのめまいリセット法でも、十分効果がありますが、体力に自信がある人、もの足りないという人には追加で行っていただきたい発展のリセット法があります。それが、次の４つです。

発展① 50歩足踏み
発展② 片足立ち
発展③ ハーフターン
発展④ 首かしげトントントン

耳の調子が悪い中で体のバランスをたもつには、次の2点がとても大切です。

●体を支え、安定性をたもつ筋肉をつけること

●足の裏を鍛えて耳の不調をカバーすること

（耳と同じく、「足の裏」もバランスに関する情報を受け取っていましたね）

発展のめまいリセット法のうち、「発展①50歩足踏み」「発展②片足立ち」「発展③ハーフターン」は、体の安定性の維持に必要な筋肉を鍛える効果と、足の裏の感覚を研ぎ澄まし、ふらつきを減らす効果が期待できます。

ですから、次ページからの発展のめまいリセット法も行うことを強くおすすめします。ただし、**足腰に痛みがあるような人は、痛みがあるうちは控えてください。**

また、「発展④首かしげトントン」は、良性発作性頭位めまい症（116ページ）の人向けです。

発展 1

50歩足踏み

立っているときのふらつきを治す

- まっすぐ歩けない
- 暗いところを歩くのが怖い

やりかた

両腕を肩の高さに上げ、目を閉じて「その場で」足踏みする

はじめは、壁に手をつけ、目を開けて足踏みをしましょう。慣れてきたら、壁から手をはなして行いましょう。

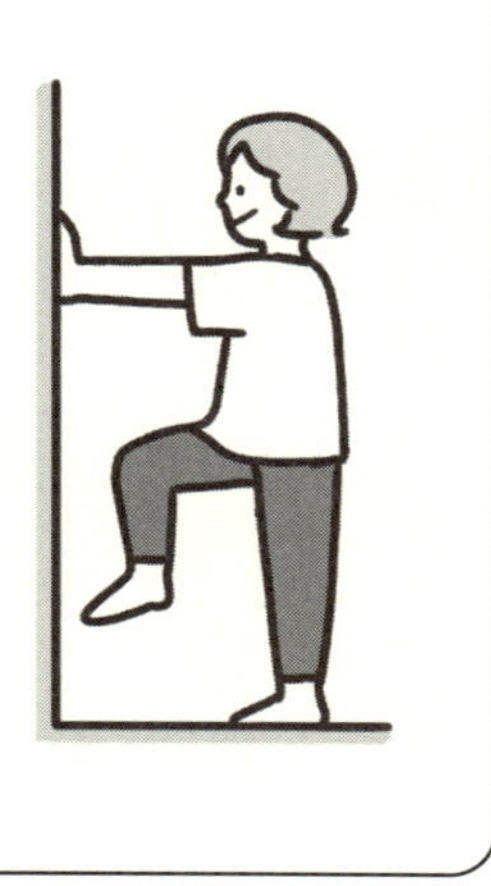

慣れるまでは、目を開けて行いましょう

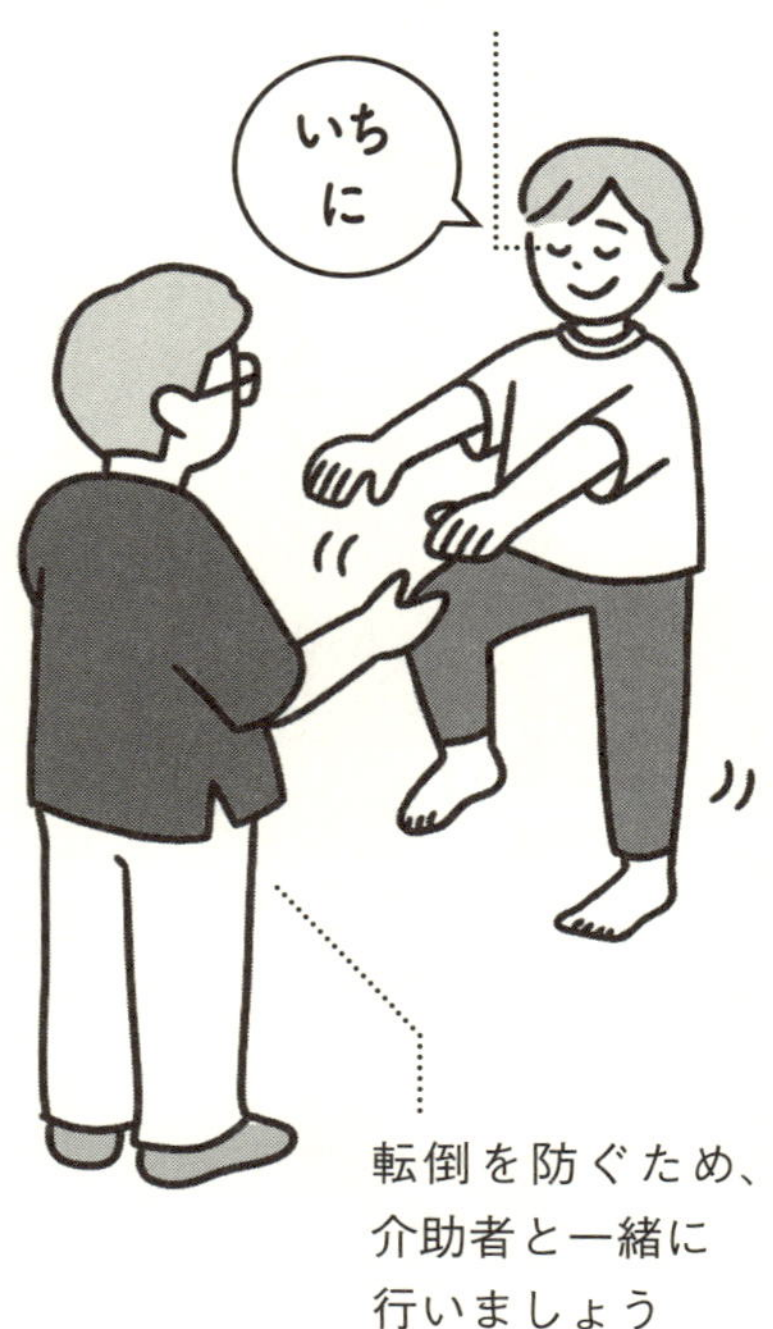

転倒を防ぐため、介助者と一緒に行いましょう

50歩足踏みでめまいの状態をチェック

50歩足踏みで、外出や運転ができる状態かを確認できます。**目を閉じて50歩足踏みを行ってから、**目を開けて、**最初の位置から体の向きが左右にどれくらいの角度でズレているか**をチェックしましょう

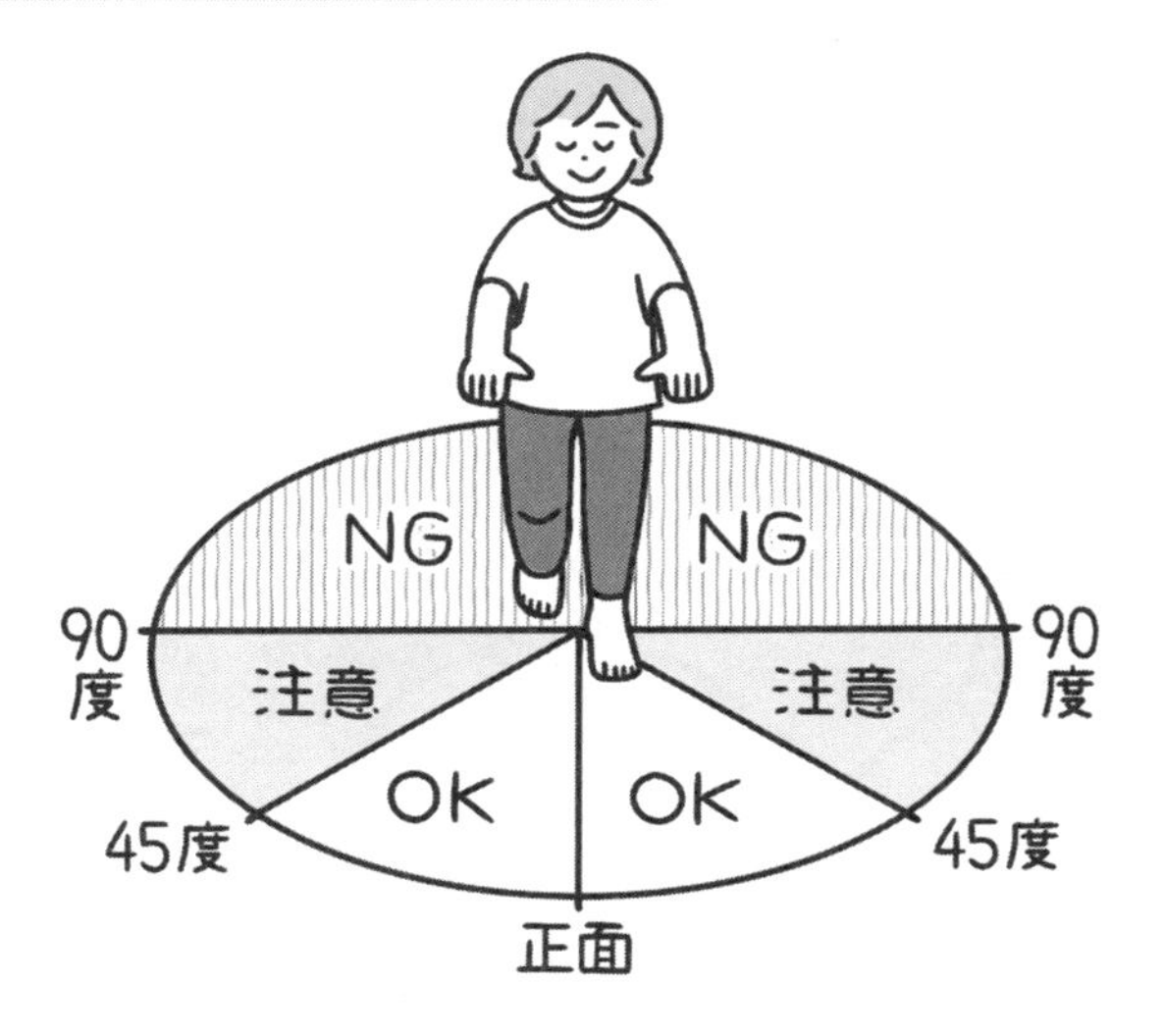

- □ズレが45度以内 ➡ 外出・運転しても大丈夫
- □ズレが45度～90度 ➡ 近所の外出なら大丈夫
- □ズレが90度以上 ➡ その日の外出・運転は控えましょう

発展 2

片足立ち

立っているときのふらつきを治す

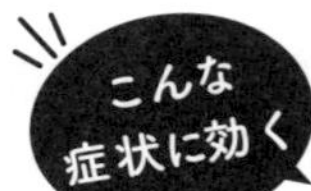

●階段の上り下りでふらつく
●エスカレーターの下りで足がすくむ

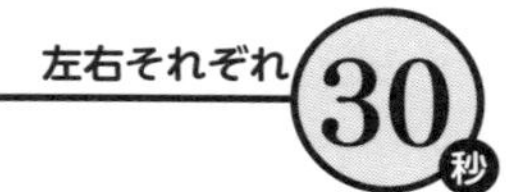

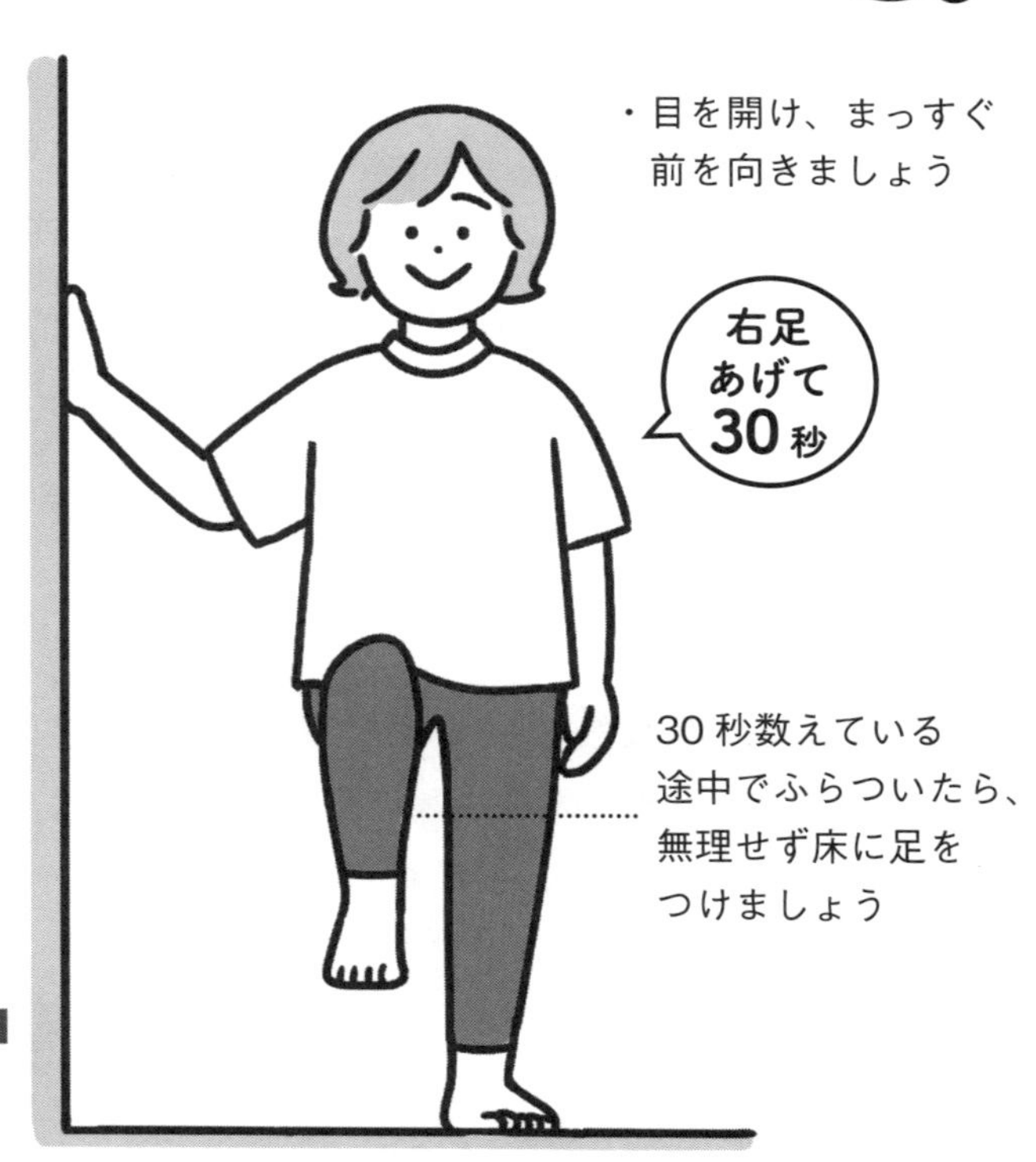

やりかた

1 体の右側を壁に向けて立ち、右手をしっかり壁につける

2 右足のももを上げたまま、声を出して30数える

3 左足のももを上げたまま、声を出して30数える

左足
あげて
30秒
慣れてきたら、壁につける指を１本にしましょう

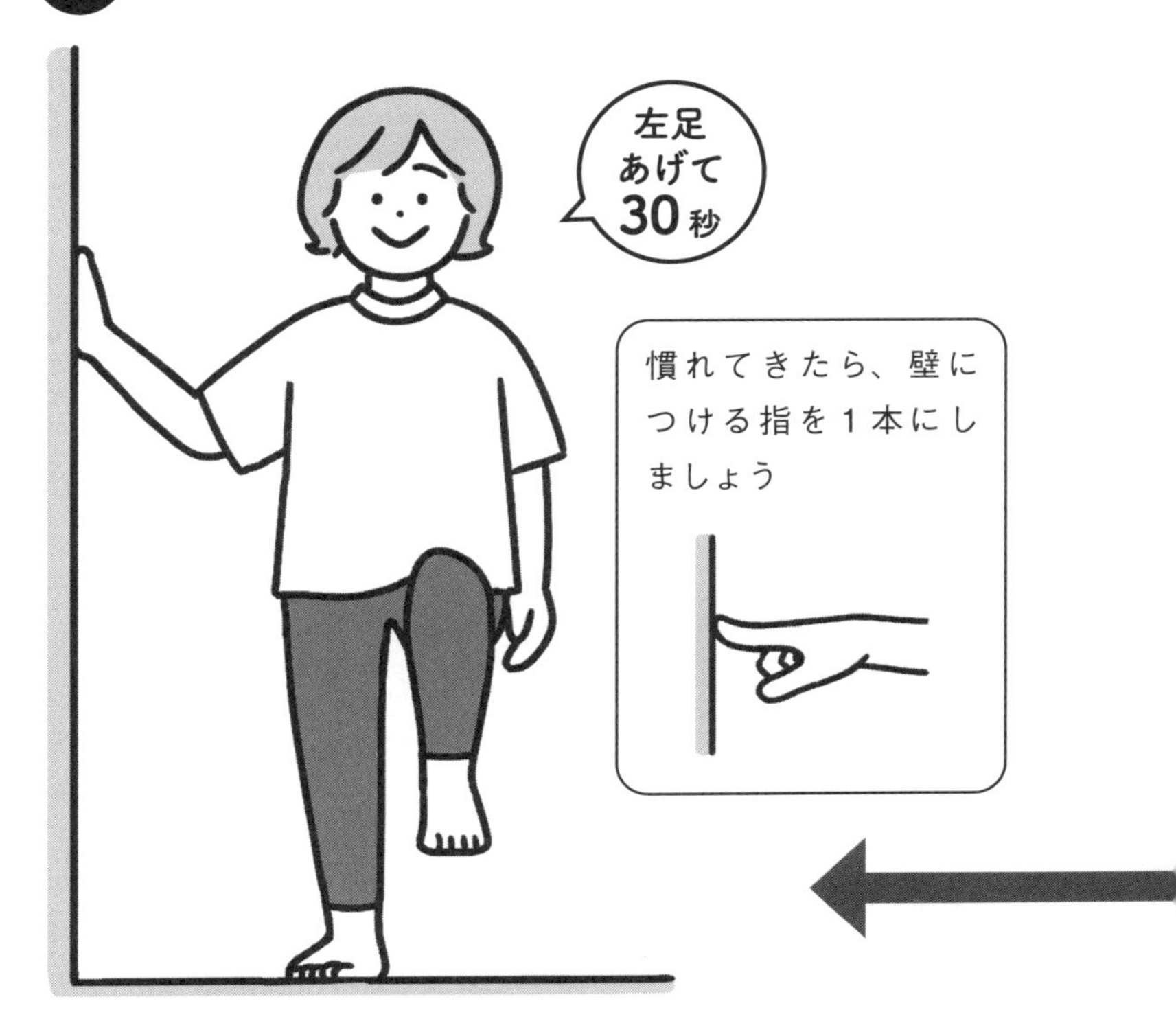

発展 3-1

右ハーフターン

歩行中のふらつきを治す

●歩行中に角を曲がるときや、
方向を変えるときにクラッとする

❶ 足をそろえて立つ

❷ 左足を1歩前に出す

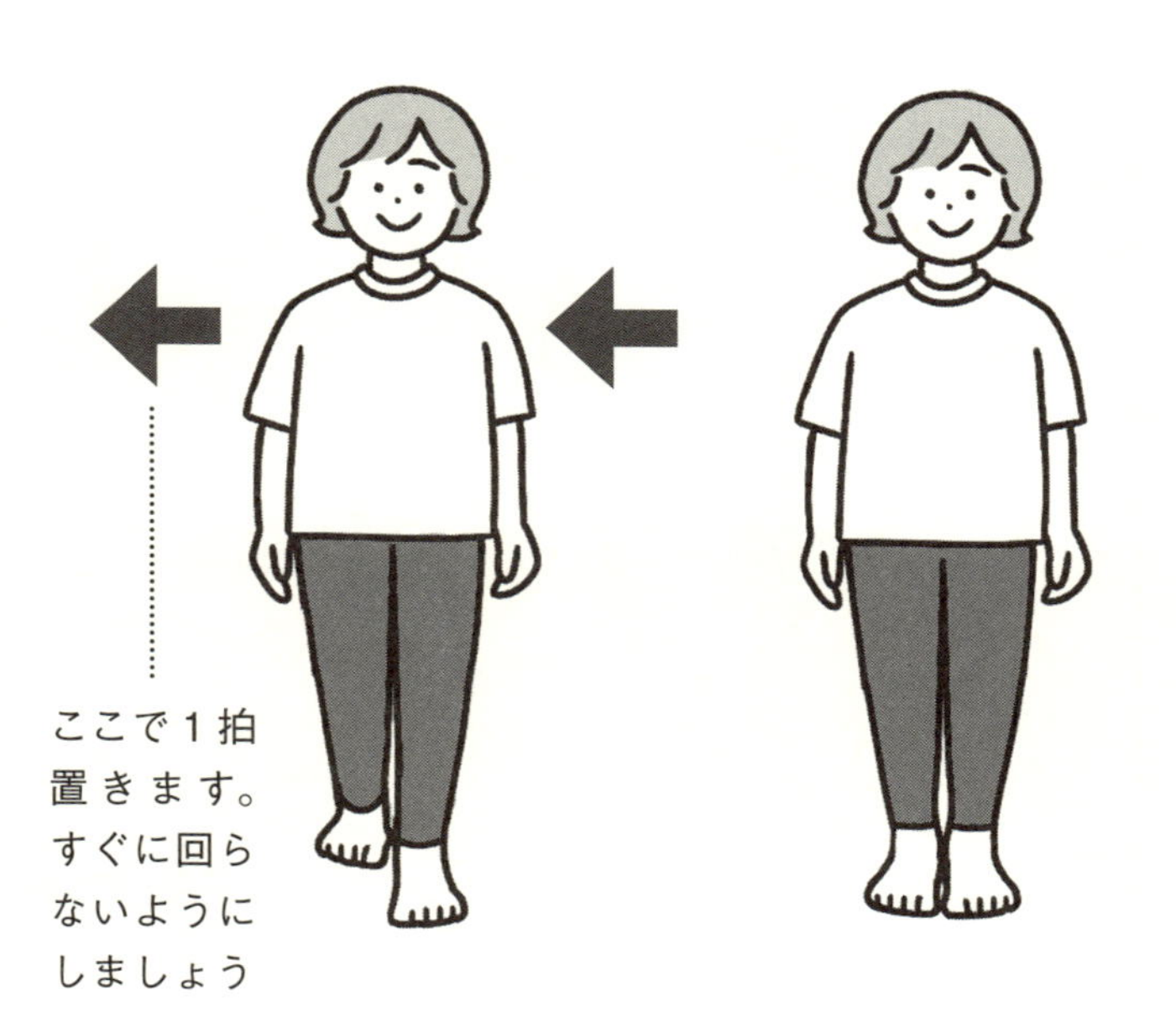

アドバイス

- ハーフターンには、右ハーフターンと次ページの左ハーフターンがあります
- まず右ハーフターンを行い、次に左ハーフターンを行いましょう。両方行ってやりにくいほう（体の軸が傾きやすいほう）があれば、そちらを多めに５セット行うとよいでしょう

3 かかとを浮かし、両足のつま先で右方向に180度回る

4 クルッと回りきる

5 左足を一歩前に出し、右足にそろえる

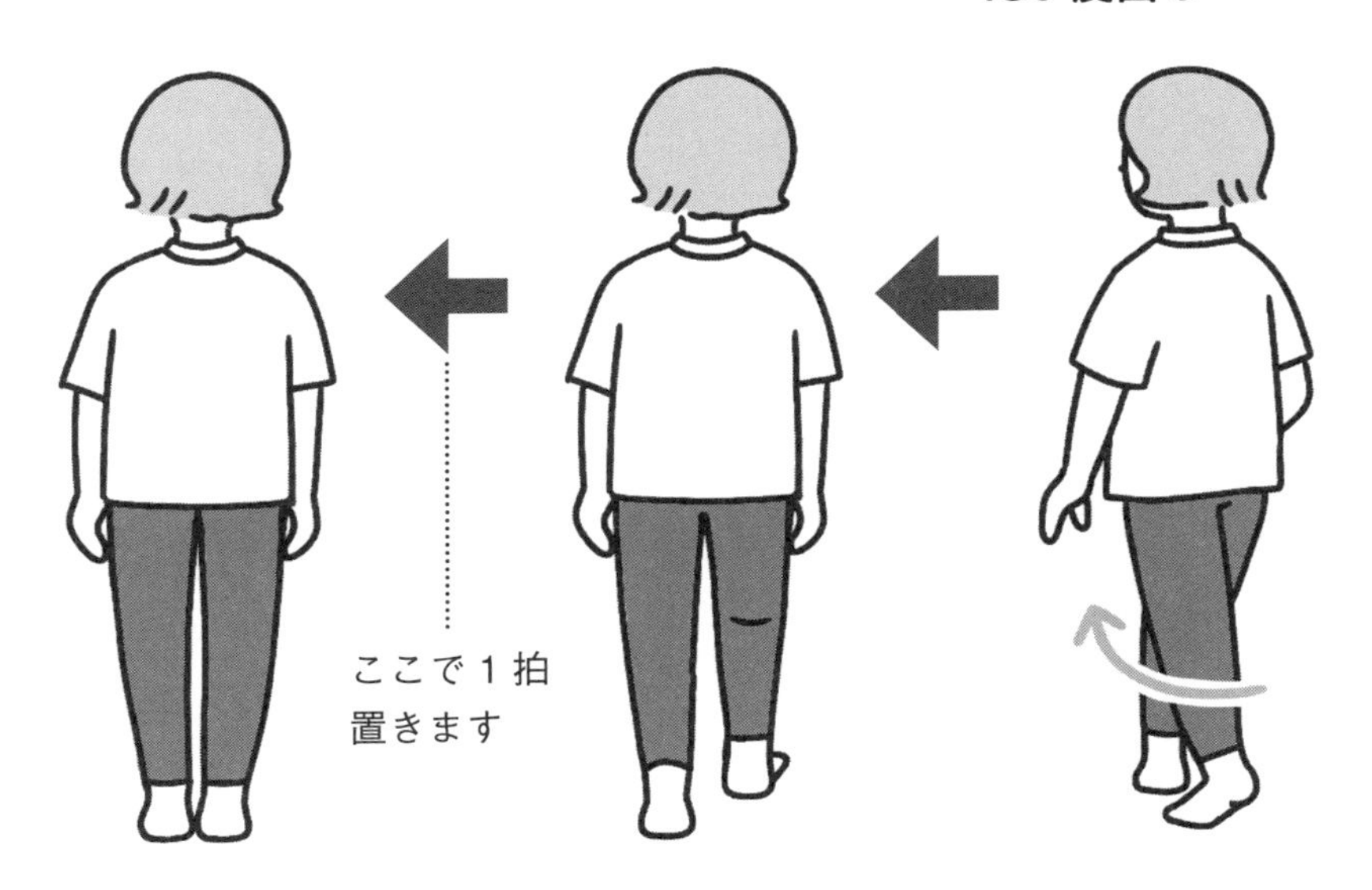

発展 3-2

左ハーフターン

歩行中のふらつきを治す

●歩行中に角を曲がるときや、
方向を変えるときにクラッとする

❶ 足をそろえて立つ

❷ 右足を1歩前に出す

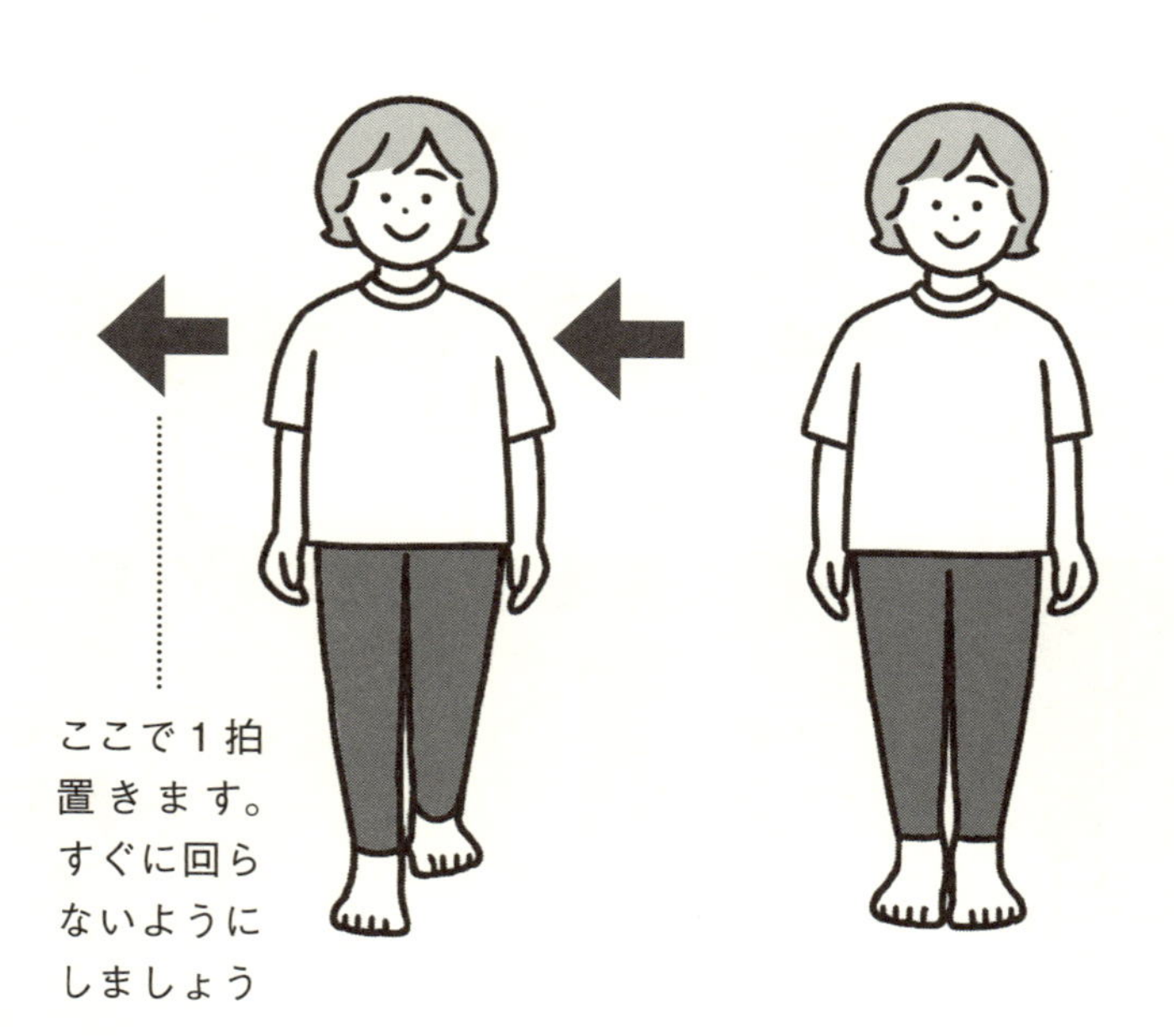

アドバイス

- 88 ～ 89 ページの右ハーフターンがやりにくい場合、左耳のほうが悪いと考えられます
- 左ハーフターンがやりにくい場合、右耳のほうが悪いと考えられます
- 両方行ってやりにくいほう（体の軸が傾きやすいほう）を多めに５セット行うとよいでしょう

3 かかとを浮かし、両足のつま先で左方向に180 度回る

4 クルッと回りきる

5 右足を一歩前に出し、左足にそろえる

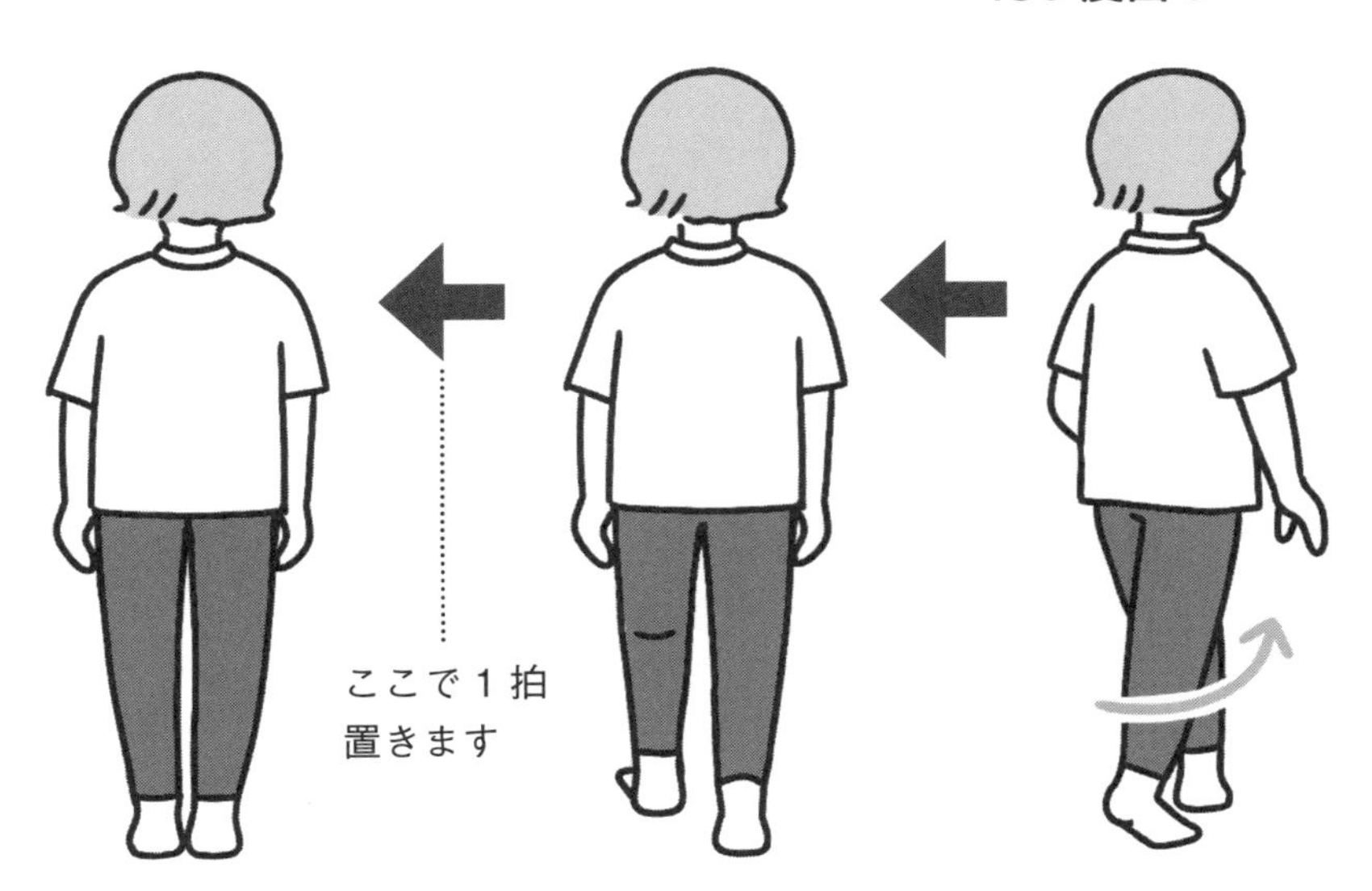

発展 4-1

首かしげトントン（立位）

良性発作性頭位めまい症の人に

こんな
症状に効く

- 寝返りを打つとき、起き上がったときにめまいがする
- 上を向いたとき、目がグルグル回るめまいがする

左右を10回ずつ

やりかた（右耳を改善したい場合）

①壁に右手をついて、頭を右に傾ける
②左足を上げて、右足だけの片足立ちになる
③右足で10回ジャンプしながら頭を右にふる

プールで耳に水が
入ったときに行う
耳抜きをイメージ
しましょう
肩につく
くらいまで、
頭を傾けましょう
ピョン
ピョン

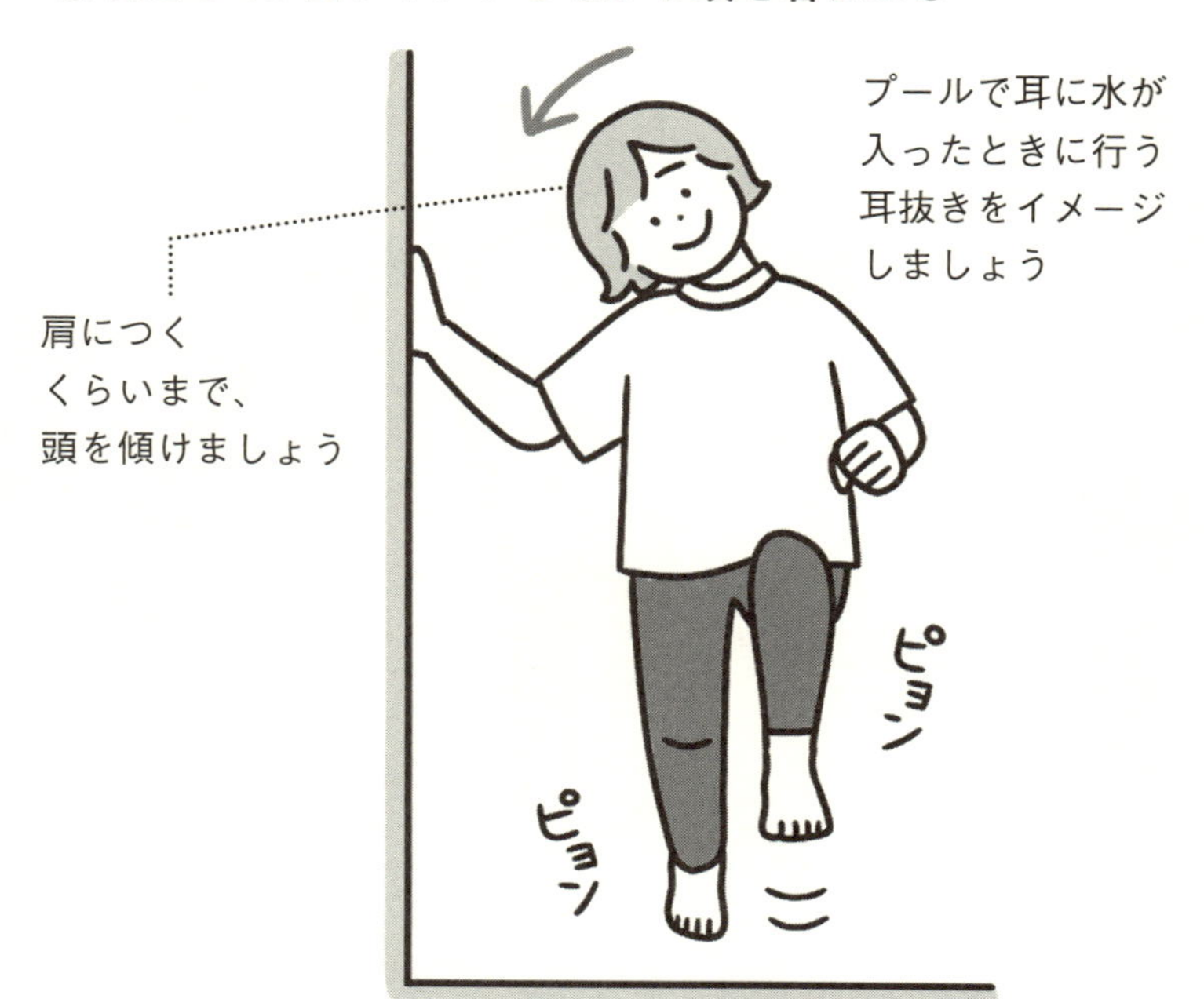

アドバイス

- 良性発作性頭位めまい症（116ページ）と診断された人、疑いのある人向けです
- 右耳を改善したいときは右に、左の耳を改善したいときは左に頭を傾けて行います
- 医師の診断を受けた人は、悪いほうの耳を改善するやりかた、診断を受けていない人は、左右両方行いましょう。

やりかた（左耳を改善したい場合）

①壁に左手をついて、頭を左に傾ける

②右足を上げて、左足だけの片足立ちになる

③左足で10回ジャンプしながら頭を左にふる

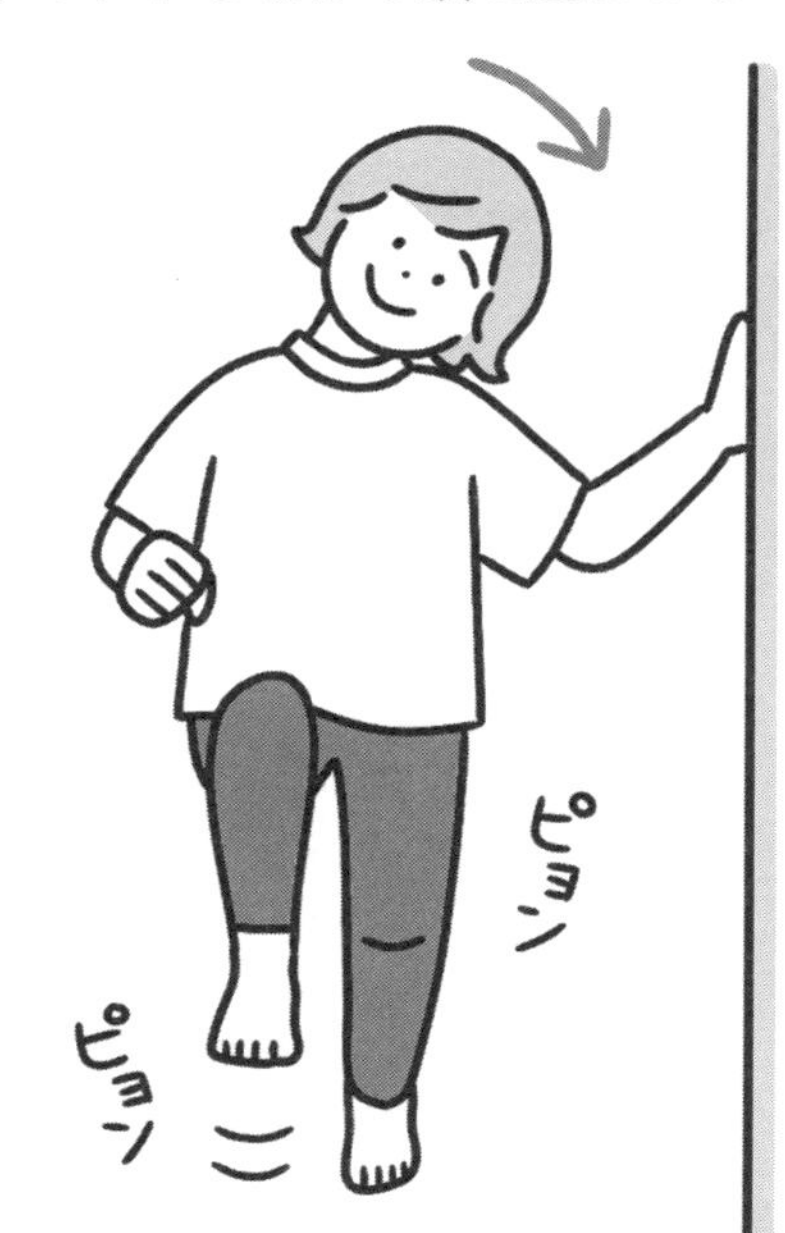

注意！

腰やひざが悪い、あるいは人口膝関節手術後の人は、次ページの「首かしげトントン（座位）」を行ってください

発展 4-2

首かしげトントン（座位）

良性発作性頭位めまい症の人に

- 寝返りを打つとき、起き上がったときにめまいがする
- 上を向いたとき、目がグルグル回るめまいがする

左右を10回ずつ

やりかた（右耳を改善したい場合）

①いすに座り、右耳が下を向くくらいに、頭を右に傾ける

②右耳の上あたりを、右手首近くの硬い骨のところでトントンたたく

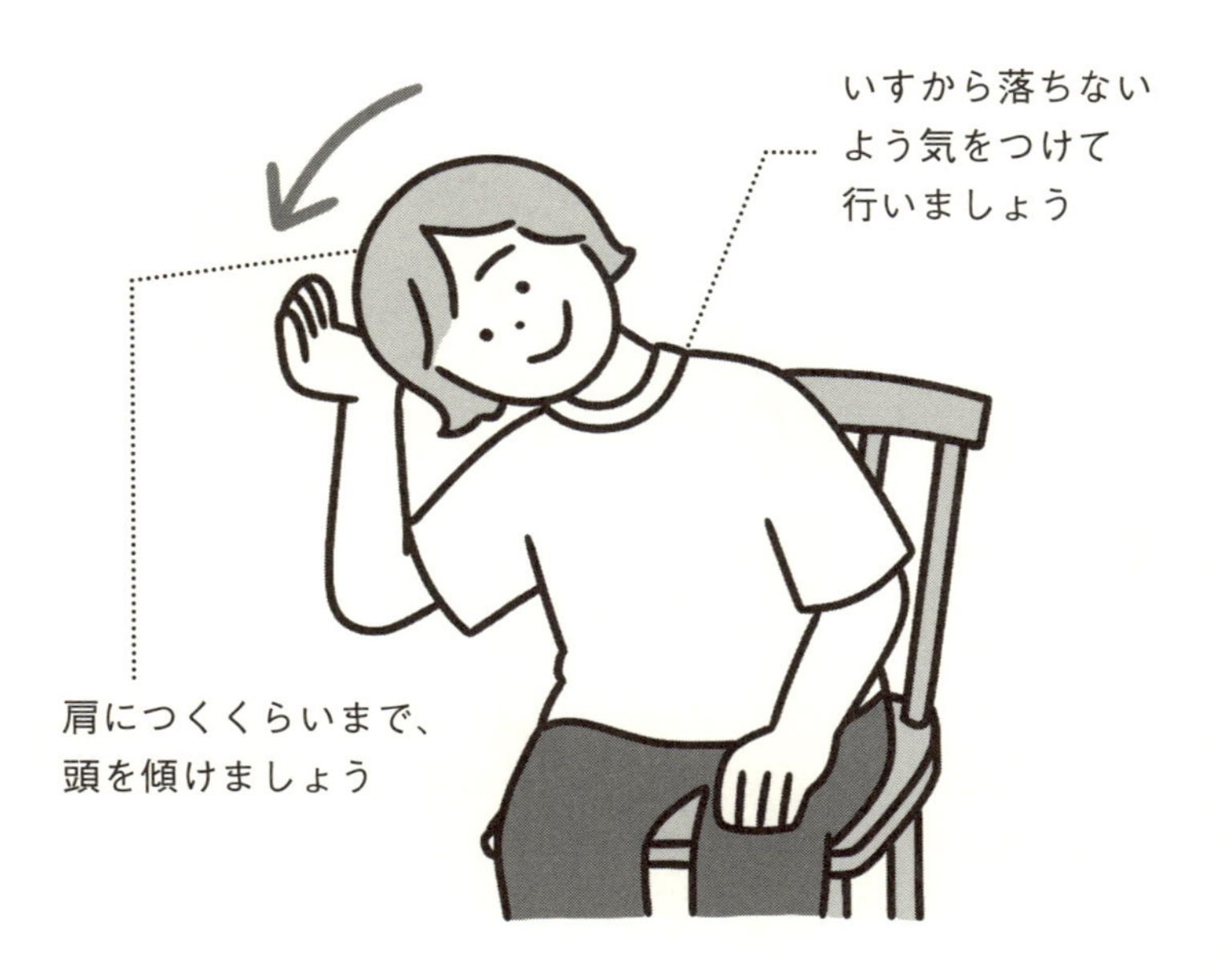

アドバイス

- 良性発作性頭位めまい症（116ページ）と診断された人、疑いのある人で、腰やひざが悪い人向けです
- 右耳を改善したいときは右に、左の耳を改善したいときは左に頭を傾けて行います
- 医師の診断を受けた人は、悪いほうの耳を改善するやりかた、診断を受けていない人は、左右両方行いましょう。

やりかた（左耳を改善したい場合）

①いすに座り、左耳が下を向くくらいに、頭を左に傾ける

②左耳の上あたりを、左手首近くの硬い骨のところでトントンたたく

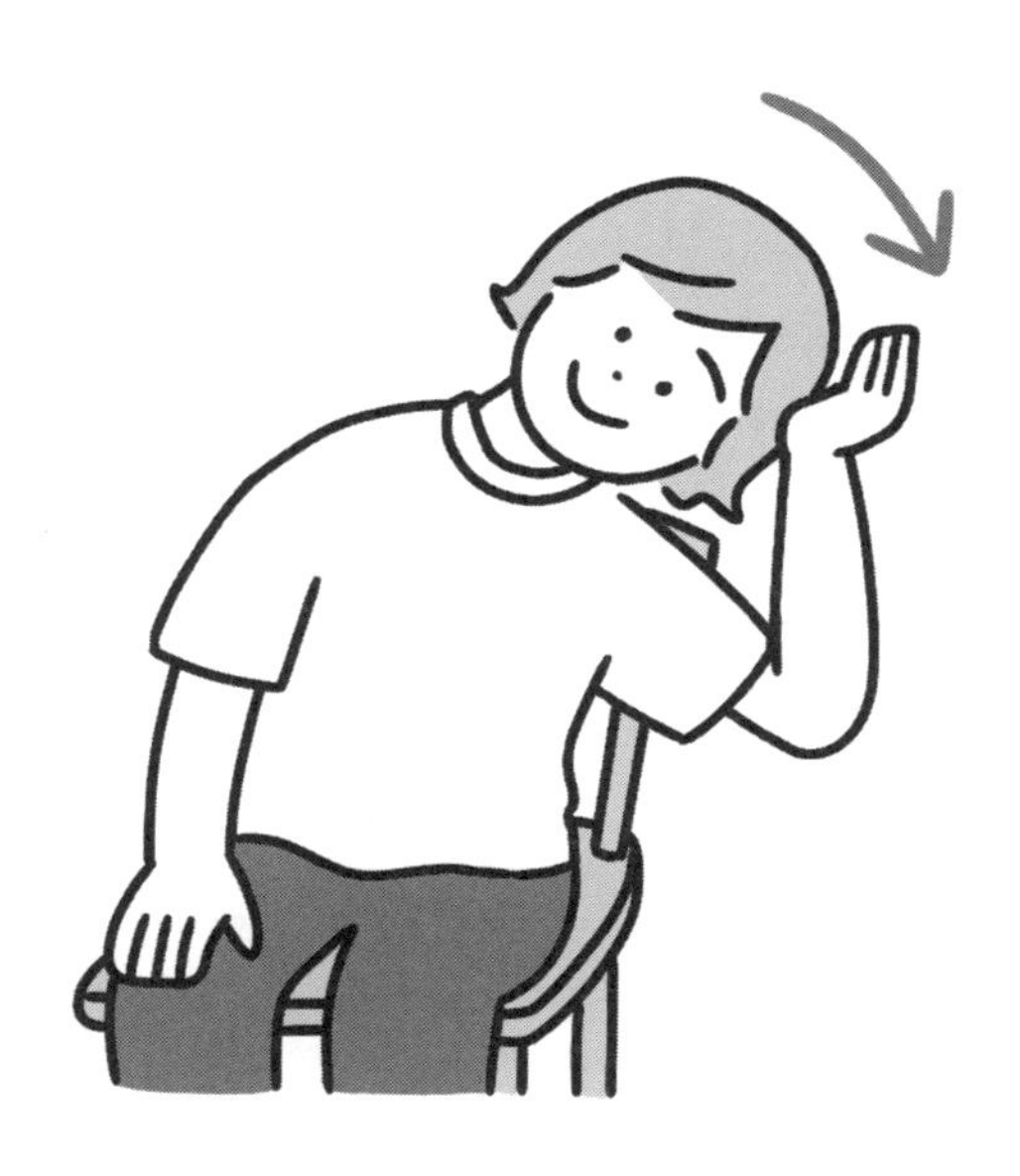

「めまいリセット法」の効果ビフォー↓アフターを実感できる2つの方法

めまいリセット法を続けていると、「私のめまい、本当によくなっているのかな」と思うことがあるかもしれません。

そこで、あなたのめまいがよくなっていることを実感していただくための2つの方法をご紹介します。

方法1　50歩足踏み

発展のリセット法「50歩足踏み」（84ページ）は、リセット法としてだけではなく、その効果を確かめる手段としても使えます。

めまいリセット法として「50歩足踏み」を行う場合は、目を開けていても、閉じていても構わないのですが、めまいリセット法の効果を確かめるために行う場合は、必ず**目を閉じましょう**。

めまいリセット法をはじめた頃よりも体の回転角度が小さくなってくれば、効果が出ているサインです。

たとえば、

はじめは90度以上、体が回転してしまっていた

←

90度よりも回転しなくなった

ということであれば、**目に見えて効果を実感**できますよね。

体が45度以上回らない状態になることを目指して、がんばりましょう！

方法2　効果がわかるチェックリスト

チェックリストには、次の2種類があります。

●「めまいリセット法」の効果がわかるチェックリスト

●外出できるかがわかるチェックリスト

チェックリストのよいところは、自分のめまいの状態を点数で表せることです。「なんとなくよくなった」など、感覚で効果を推し量るよりも、点数のような客観的な指標があるほうが、効果が目に見えて、やる気も起きるはずです。

それでは、2つのチェックリストをひとつずつご紹介していきましょう。

まずは、「『めまいリセット法』の効果がわかるチェックリスト」です。

101ページの質問に「はい」「時々」「いいえ」で答えてください。

回答によって、次の点数がつきます。

・「はい」　４点

・「時々」　２点

・「いいえ」　０点

すべての質問に答えたら、合計点数を算出しましょう。

合計点が20点を基準に、

20点以上　↓　めまいが改善されていない状態

20点未満　↓　めまいが改善されている状態

となります。

「『めまいリセット法』の効果がわかるチェックリスト」は、次のペースでやってみてください。

①まず、初めてめまいリセット法を行う前にチェック

②その後は2週間に1回程度を目安に、定期的にチェック

できるだけ早く効果を実感したいからと、こまめにチェックをしても、点数はほとんど変わりません。

2週間に1回程度のチェックをおすすめします。

「めまいリセット法」の効果をチェック！

以下のどんなときにめまいが悪化しますか？
「はい」「時々」「いいえ」のあてはまるものに○をつけてください。

めまいが悪化するのは……

上を向くときだ	はい　時々　いいえ
スーパーなどの陳列棚の間を歩くときだ	はい　時々　いいえ
散歩、ヨガなどの運動 掃除や皿を片付けるなどの家事をするときだ	はい　時々　いいえ
頭をすばやく動かすときだ	はい　時々　いいえ
寝返りをするときだ	はい　時々　いいえ
歩道を歩くときだ	はい　時々　いいえ
体をかがめるときだ	はい　時々　いいえ

「はい」の数 □ ×4点 ＋ 「時々」の数 □ ×2点 ＋ 「いいえ」の数 □ ×0点 ＝ 合計 □ 点

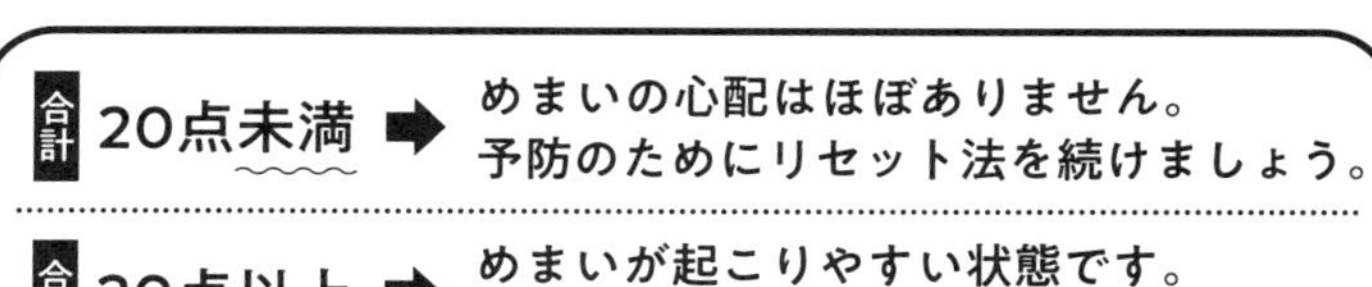

「外出できるかがわかるチェックリスト」は、めまいが改善して外出できる状態になったかを確認できるチェックリストです。

左ページのチェックリストの質問に「はい」「時々」「いいえ」で答えてください。回答によって、次の点数がつきます。

- **「はい」　4点**
- **「時々」　2点**
- **「いいえ」　0点**

すべての質問に答えたら合計点数を算出し、合計点が20点を基準に、

20点以上　↓　外出を控えたほうがよい状態

20点未満　↓　外出しても問題ない状態

となります。

外出できるかをチェック！

それぞれの質問について、「はい」「時々」「いいえ」のあてはまるものに○をつけてください。

寝たり起きたりする動作が困難	はい　時々　いいえ
映画、外食など長時間の外出は控えている	はい　時々　いいえ
本や新聞を読むのが困難	はい　時々　いいえ
高いところへは行かないようにしている	はい　時々　いいえ
激しい家事（床掃除、風呂掃除、ふとん干しなど）や庭掃除をすることが困難	はい　時々　いいえ
ひとりで散歩に行くことが困難	はい　時々　いいえ
夜暗いときには、自宅の周囲でも歩くことが困難	はい　時々　いいえ
仕事や家事が思うようにこなせないと感じる	はい　時々　いいえ

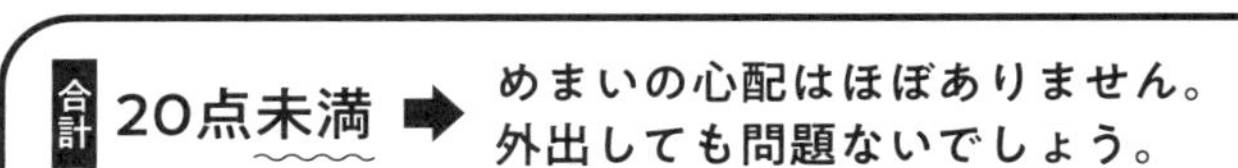

合計 **20点未満** ➡ めまいの心配はほぼありません。外出しても問題ないでしょう。

合計 **20点以上** ➡ めまいが起こりやすい状態です。外出は控えましょう。

心配ご無用！ ぶり返しは「改善の兆し」

「先生、じつは、教えてもらっためまいリセット法をやると、どうしてもめまいがぶり返してしまって。それで、怖くなってやっていないんですよ」

外来の患者さんの中には、なかなか症状が改善しない人もいます。そんな人と話をすると、決まってこんな答えが返ってきます。

私もひどいめまいの体験者なので、その気持ちはよくわかります。

たしかによかれと思ってリセット法をやったあとに、あのつらいめまいがまた襲ってきたら、やめたくなりますよね。

しかし、「また、めまい来たよ〜！」と思ったら、それは改善の途中のあかしかもしれません。めまいがぶり返すのは、想定内のことなのです。

そんなときは、48ページの「プロペラ機とパイロット」の話を思い出してください。

めまいの治療で大事なのは、**体のバランスのパイロット役である、小脳を鍛えること**です。そのための方法がめまいリセット法でしたね。

プロペラ機のパイロットは、数多くの訓練や実践をくぐり抜けると操縦技術が上がります。あなたの頭の中にある小脳というパイロットも、それとまったく同じなのです。

でも、うまくいかないことで、訓練をやめてしまったら、いつまでも操縦の腕は上達しませんね。

ここで告白してしまいますが、じつは、**めまいリセット法を行うことは、小脳に負荷をかけること**でもあります（51ページのフィギュアスケーターの話を思い出してください）。

「目が回って、つらい」と言っている人に、「目を動かしてください」というトレーニングをやってもらうのですから、当然と言えば当然のことです。

でも、安心して、まずは私を信じてやってみてください。

はじめは、めまいの「ぶり返し」がくるかもしれませんが、**小脳が過酷な状況をくり返し体験すると、いずれはぶり返しのめまいが軽くなり、起こらなくなります**。

もうひとつ、わかりやすい例をあげるとしたら、筋トレです。

筋トレを行うと、強い刺激がかかった部分の筋線維が破壊され、そのときに筋肉痛が発生します。

しかし、損傷した部分は修復されていきます。それをくり返すことで筋肉は強靭（きょうじん）になっていきます（これを「超回復」といいます）。筋肉がついてくると、負荷の高いトレーニングをしても筋肉痛が起こらなくなってきます。

小脳もそれと一緒で、はじめはめまいが起きることもありますが、鍛えられていくにしたがい、ちょっとやそっとの刺激ではめまいが起こらなくなるのです。

むしろ、軽いぶり返しは**「効いている証拠」「改善の兆し」**と考えてください。

ただし、くれぐれも無理はしないようにしてくださいね。

筋トレをすると筋繊維が一時的に損傷しますが、
修復されてもとより強い筋肉になります

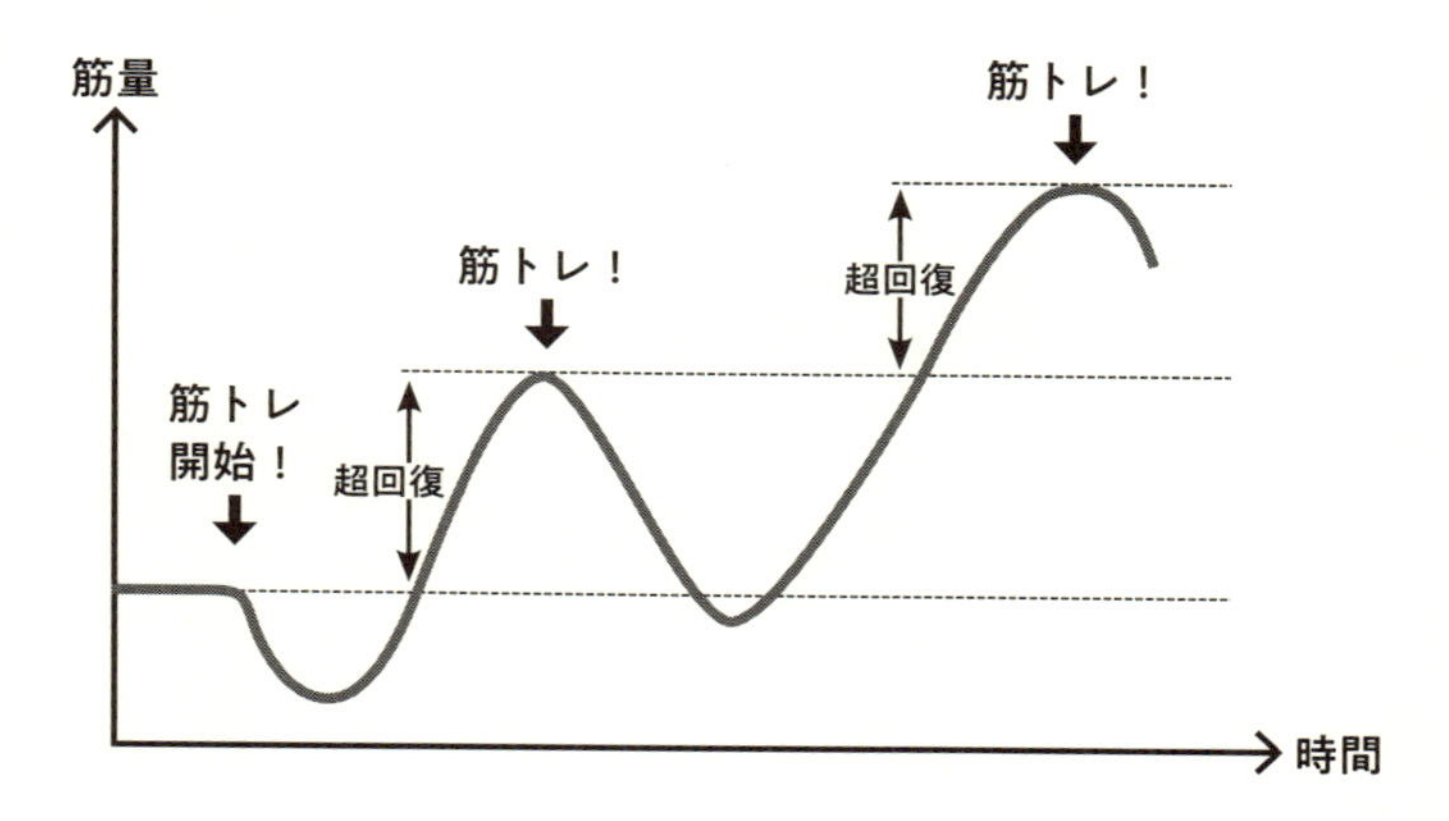

めまいリセット法をすると
一時的にめまいが起こりやすくなりますが、
続けることで小脳がより鍛えられていきます

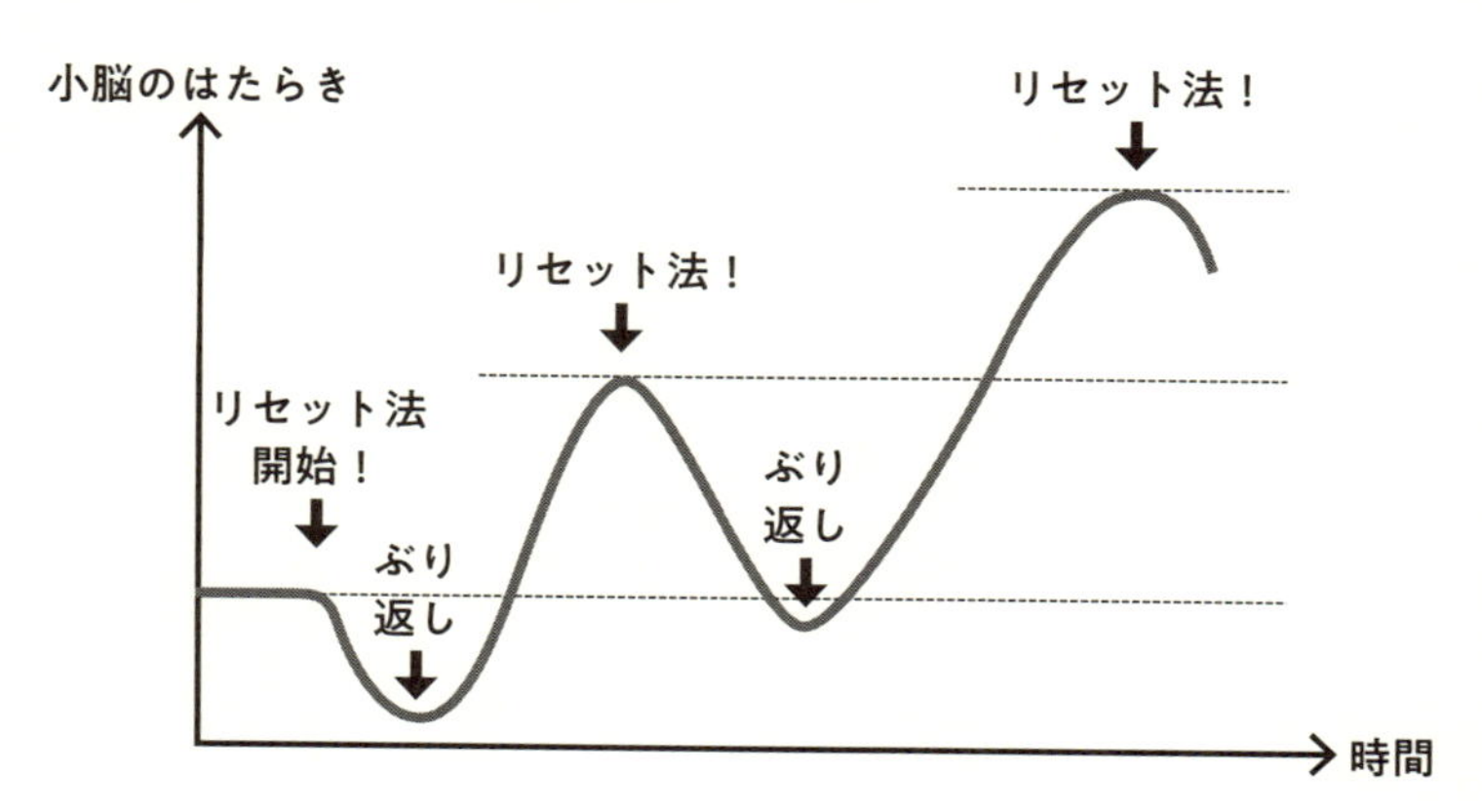

第3章

自己チェックでわかる めまいのタイプ別「傾向と対策」

「めまいのする人」の耳の中では、いったい何が起きているのか？

この章では、めまいを引き起こす病気についてお話ししますが、はじめに原因となる「耳」の構造についてお話しします。

第1章で、耳と体のバランスについての関係を簡単に伝えましたが、病気やその原因の説明には専門用語が出てくることもあり……途中で、「ウッ」となって本を閉じてしまわないように、いったい、**めまいの人の耳の中では、何が起こっているのか**について、もう少しくわしく説明しておきます。

左右の耳は同じつくりをしており、「外耳」「中耳」「内耳」の3つの部分に分

耳の構造

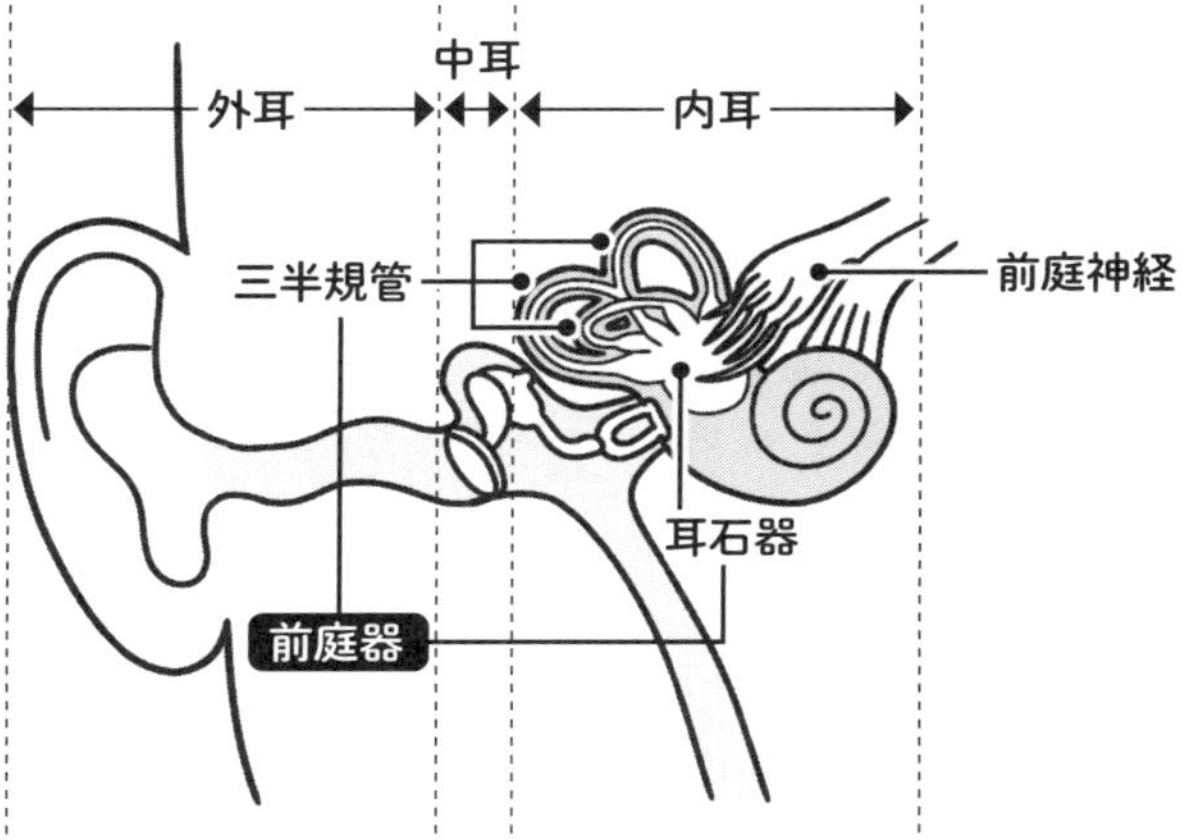

外耳
中耳
内耳
三半規管
前庭神経
耳石器
前庭器

かれています。

このうち、いちばん奥にある**「内耳」**の中の**前庭器**（ぜんていき）（**「三半規管」**（さんはんきかん）と**「耳石器」**（じせきき））が体のバランスのカギを握っています。

また、前庭器から小脳にバランス情報を伝える神経を**「前庭神経」**といいます。

めまいの原因として多いのは、左右どちらかの耳の「三半規管」「耳石器」「前庭神経」の異常です。これらのいずれかに異常が現れると、バランス感覚が崩れてめまいが起こります。

そして、どこに異常が現れたかによって、疑われる病気が変わります。

あなたのめまいの原因は？
めまいに潜む病気をチェックしよう

あなたのめまいを引き起こす病気が何かを知っておくことは、めまいを改善するうえでとても重要です。

すでに病院で診断を受けている人もいると思いますが、まだ自分のめまいを引き起こす病気がわからないという人は、114～115ページの「めまいのタイプ判別診断」を使って、自分の症状をチェックしてみましょう。

「めまいのタイプ判別診断」には、症状に関する質問が提示されています。

各質問に「はい」「いいえ」で答えて、たどりついた病名が「可能性が高い」

病気です。

注意していただきたいのは、「めまいのタイプ判別診断」は簡易的なもので、**ここで提示される病名が確定診断ではありません**。また、病気によっては、早期に治療を開始したほうがいいものもあります。

そのため、強いめまいの発作にたびたび襲われる、日常生活に支障をきたしているような人は、**耳鼻咽喉科、内科などの医療機関の受診**をおすすめします。

質問の内容は、私が普段、初診の患者さんを問診するときにお聞きする内容をもとに作成しています。病院を受診するときに、どんなことを聞かれるのかなどの参考にもしていただけると思います。

「めまいのタイプ判別診断」の次のページからは、それぞれの病気についてお話しします。

めまいのタイプ判別診断

右上の「スタート」からはじめ、「はい」か「いいえ」で答えて次の方向へ進みます。行きついた先が、予想されるあなたのめまいのタイプです。

スタート

めまいのとき、ほかに以下の症状が1つでもある

□ろれつが回らない
□言葉が出てこない
□激しい頭痛がある
□手足のまひやしびれがある
□物が二重に見える

はい → **脳の障害によるめまい**

至急、救急車を呼ぶか、脳神経外科や脳神経内科を受診しましょう

いいえ ↓

耳鳴りや聴力の低下がある（はい →）

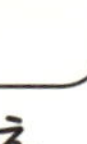

いいえ ↓

激しいめまいは1度だけ（はい →）

いいえ ↓

片頭痛に伴い、めまいが起こる（はい →）

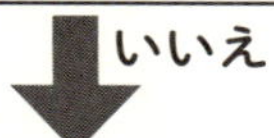

いいえ ↓

枕に頭をつけるとき、寝返りを打つとき、起き上がるときにめまいがする（はい →）

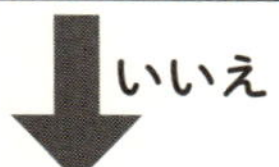

いいえ ↓

激しい気分の落ち込み、大きなストレス、不安を感じた後にめまいが起きた（いいえ →）

はい → **心因性めまい**

➡第4章158ページ

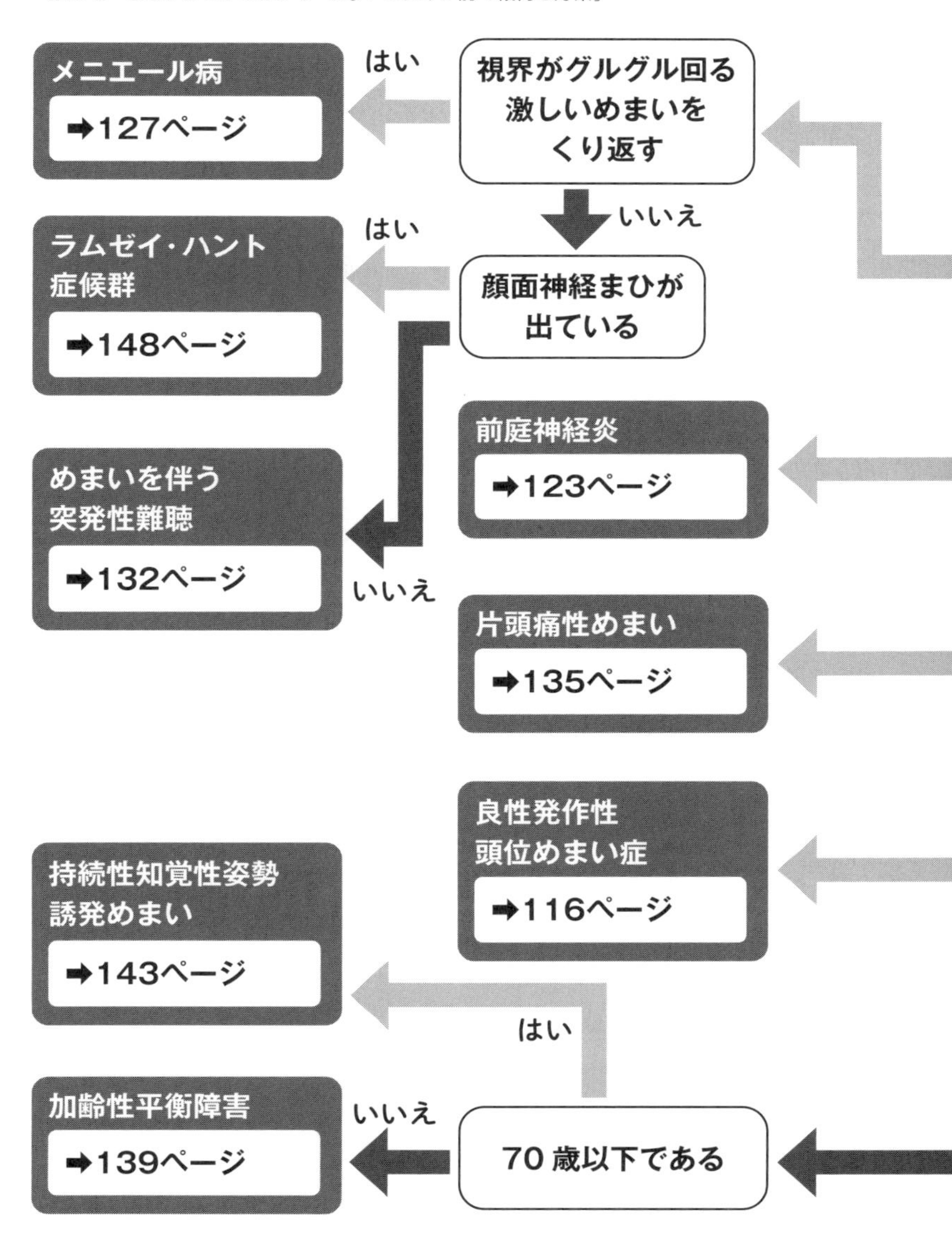

※「めまいのタイプ判別診断」はあくまで目安です。
気になる症状がある場合は専門医を受診してください。

いちばん多いタイプのめまい

良性発作性頭位めまい症

こんな特徴があります

- めまいの原因としていちばん多い
- 女性のほうがかかりやすい傾向がある
- 頭を動かすと、グルグル目の回るめまいが起こる
- 嘔吐を伴うこともある
- 起床時と就寝時、寝返りで起こることが多い
- 数10秒～数分で治まる
- 耳石が三半規管に入り込んで起こる
- めまいリセット法の効果がもっとも表れやすい

おすすめのめまいリセット法
⑤
上と下
→74ページ
⑥
ハテナ
→76ページ
発展④
首かしげトントン
→92～95ページ

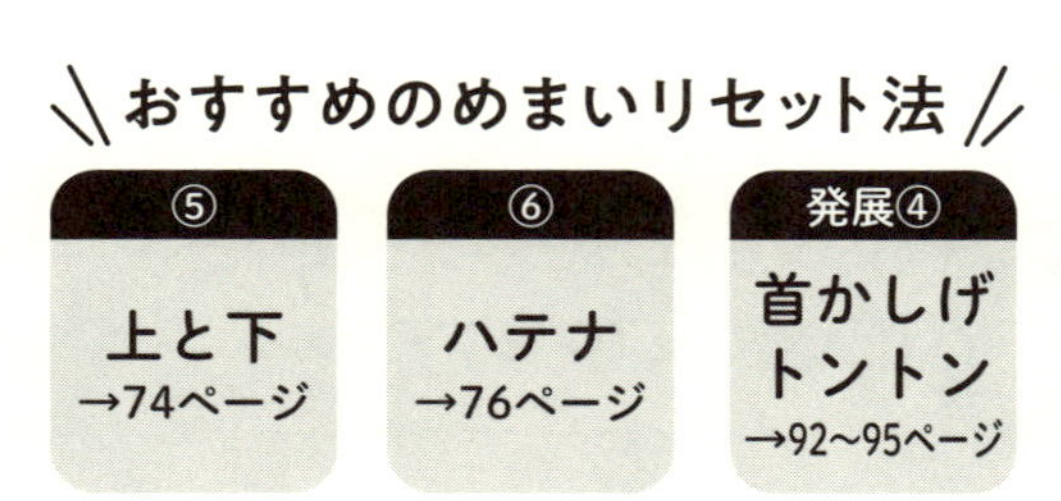

めまい患者の〝4割〟がこのパターン

ひと昔前まではめまいを引き起こす病気といえば、メニエール病（127ページ参照）と言われていましたが、この良性発作性頭位めまい症（ＢＰＰＶ）がそれにとってかわったと言っていいほどです。

現在は、耳が原因のめまいのうち、およそ**４割を良性発作性頭位めまい症が占めています。女性は男性よりも2倍ほどかかりやすい**と言われており、とくに60歳以上の女性に多くみられます。

病名に「良性」とついているように、**命を落とすような病気ではありません**。しかし、めまいがくり返し起こり、しかもいつどこで起こるかわからないので、不安を抱えている人がたくさんいます。

起床時と就寝時にグルグル目が回りやすい

頭を動かしたときに、**グルグル型の回転性めまいが起こることが圧倒的に多い**のですが、具体的には次のようなケースがあります。

ポイント

どんなときに良性発作性頭位めまい症が起きるの？

- 朝、目が覚めて、起き上がるときに目が回る
- 夜、枕に頭をつけるときに目が回る
- 寝返りを打つときに目が回る
- 美容院での洗髪時に気持ち悪くなる
- お辞儀をしたり、かがむと、フワ〜、クラッとする

ほかに、バランスを崩してふらつくような症状もあります。
また、**嘔吐を伴う**こともあります。
発作は、**数10秒から長くても数分で治まる**ことがほとんどです。
起床時と就寝時に発症しやすいことも特徴です。難聴や耳鳴りは伴いません。

小さな「耳石」がはがれ落ちて起こる

耳の奥の内耳にある耳石器の耳石膜には、耳石という0・001ミリほどの石が1万粒ほどはりついています。ところが、なんらかの原因で、100粒くらいの耳石が一気にはがれ落ちてしまうことがあります。

耳石がはがれ落ちる原因は、加齢、ストレス、過労、女性ホルモン分泌量の減少、カルシウム不足など、さまざまです。

良性発作性頭位めまい症が起こるしくみ

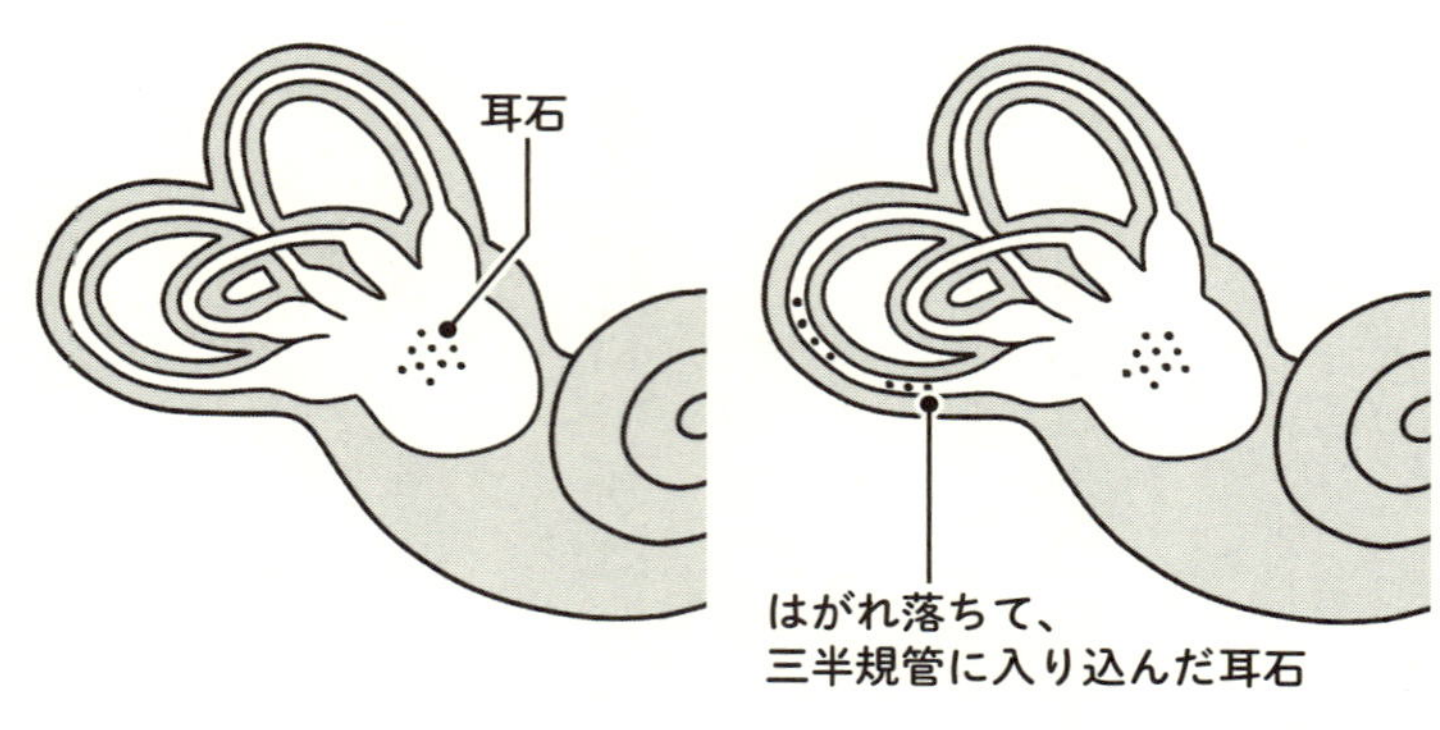

耳の中が正常なとき　　耳石がはがれ落ちたとき

また、転倒して頭や耳に衝撃が加わったとき、**毎日同じ向きで寝ていたりする**など、外的な要因で耳石がはがれ落ちることもあります。

耳石がはがれ落ちると、それらが耳石（じせき）塊（かい）という塊（かたまり）になって三半規管の中に入り込んでしまいます。

三半規管の中はリンパ液という液体で満たされており、ふり返ったり、クルクル回ったりする回転系の動きを、リンパ液を介してクプラというセンサーが感知しています。

しかし、三半規管に耳石塊が入ってしまうと、リンパ液の流れが乱れ、小脳に誤った情報が伝わってしまいます。

その結果、体のバランスをとることができなくなってしまい、めまいが起こります。

60歳以上の女性がかかりやすいのは、加齢によって女性ホルモンの分泌量が減少し、骨密度が低下するためと考えられています。

耳石もカルシウムでできているため、**骨密度が低下すると耳石がはがれやすくなる**からです。

実際、骨密度が低い女性の良性発作性頭位めまい症の発症・再発率は高いという報告があります。

めまいリセット法の効果をもっとも実感できるめまい

良性発作性頭位めまい症は、耳石がはがれ落ちるという物理的なことが原因なので、**薬を飲んで寝ていても治すことはできません**。

そこで、めまいリセット法が大きな効果を発揮します。

毎日めまいリセット法をして頭を動かすことで、耳石塊がバラバラの耳石となり、三半規管から出やすい状態になります。それによって、耳石がもとあった耳石器に戻り、耳石膜に再びくっつくからです。

とくに**「首かしげトントン」**（92～95ページ）を重点的に行いましょう。

めまいに悩む人にとって、頭を動かすのはきついことですが、毎日続けているうちに、耳石が耳石器に戻ってくれます。

もっとも激しいめまいが起こる
前庭神経炎

こんな特徴があります

- 突然、「体感震度８」の激しいめまいが起こる
- グルグル型のめまいや、まわりの景色が流れて見えたりする症状が多い
- 数日から１週間続き、吐き気や嘔吐を伴う
- 難聴や耳鳴りは伴わない
- 前庭神経の障害によって起こる
- 後遺症のふらつきに、めまいリセット法が有効

おすすめのめまいリセット法

①	④	発展③
速いヨコ →66ページ	ふり返り →72ページ	ハーフターン →88～91ページ

立ったり歩いたりできないほどの激しいめまい

グルグルと目が回ったり、まわりの景色が流れて見えたりする症状が多く、ひどいときには、**立ったり、歩いたりできず、人によっては目も開けられないほどの激しい症状に襲われる**ことが特徴です。その症状の激しさは、「体感震度8」とも形容されるほどで、救急車で搬送される人もいます。

私のめまいも、前庭神経炎によるもので、「はじめに」でお話ししたような激しい症状に苦しみました。

めまいは**数日から1週間ほど続き、吐き気や嘔吐を伴います**。その間は病院で点滴や薬を処方してもらい、めまいが落ち着くのを待ちます。症状によっては、入院も必要です。

激しいめまいが落ち着いたあとは、**再び大きなめまいが起こることはありません**し、難聴や耳鳴りも起こりません。

この病気は、体のバランスの情報を小脳に伝えるはたらきを持つ「前庭神経」と呼ばれる部位にいるウイルスが活性化することで発症する説が有力です。風邪をひいた後に発症するケースが15%あるという研究があったため、当初は抗ウイルス剤の投与が期待されたのですが、現時点では無効だということがわかっています。

急性期には、ステロイド治療がバランス機能回復に有効とされています。

めまいが落ち着いたら、めまいリセット法をはじめよう

この病気のやっかいなところは、症状が治まったとしても、**後遺症として、ふ**

らつきや吐き気が残るケースが多いところです。適切な治療をしないと、後遺症は数か月から数年も続くことがあります。

後遺症が長引くと、外出先で発作が出るのが怖くて引きこもりがちになってしまう人もいます。

うつうつとした気持ちで毎日を過ごしていると、回復が悪くなってしまいます。

そのような負の連鎖を断ち切る最善策は、**めまいが落ち着いたら、すみやかにめまいリセット法を開始する**ことです。

あまりに強い症状が出るため、再発を恐れて安静にしたい気持ちはわかりますが、それでは逆効果。この病気は、「寝ていては治らない」という意識を持って、向き合うことが大切です。

グルグル型めまいと、耳鳴り、難聴が同時に起こる
メニエール病

こんな特徴があります

- グルグル目が回る激しいめまいをくり返す
- 耳鳴りや難聴を伴う
- 20分～数時間、症状が続く
- 内耳の内リンパ液が増えて、水ぶくれができると起こる
- 発作のたびに聴力・バランス機能が低下する
- ストレスが原因のひとつと考えられている
- めまい後のふらつきにめまいリセット法が有効

おすすめのめまいリセット法

①	②	発展①
速いヨコ →66ページ	速いタテ →68ページ	50歩足踏み →84ページ

めまいと耳鳴り、難聴をくり返す

ゴッホの絵画の中で、渦を巻いている雲や星が描かれている作品があるのをご存じですか。

これはゴッホがメニエール病を患っていて、目に映る情景を絵に表しているのではないかと言われています。

彼の絵画のように、メニエール病は、グルグル回る**回転性のめまい**が起こり、**耳鳴り、難聴を伴う**のが大きな特徴です。

ひどいときには、吐き気や嘔吐、頭が重い感じ、冷や汗など、さまざまな症状も起こります。

通常、発作は20分～数時間続きます。

めまいと耳鳴り、難聴の発作が何度もくり返されるというのがこの病気のつらいところです。

めまいの病気として有名なメニエール病ですが、実際には、**めまい患者全体の5〜10％程度**と、それほど多くはないことがわかっています。

以前は、めまいで耳鼻咽喉科を受診すると、安易にメニエール病と診断を下す医師がたくさんいました。

メニエール病は「耳のストレス病」

メニエール病は、内耳の中にある「内リンパ液」という粘度の高い液体がなんらかの原因で増えすぎて、水ぶくれ（内リンパ水腫）になることで起こります。

さらに、めまいの発作によって自律神経が乱れることで、吐き気や嘔吐を伴うこともあります。**発作をくり返すたびに聴力が低下し、バランス機能も低下していく**ため、すみやかに治療をすることが大切です。

メニエール病の原因ははっきりとわかっていないのですが、ひとつ、あきらかになっているのは、**ストレスが最大の危険因子**ということです。そのため、「耳のストレス病」とも言われています。

ほかに、過労、遺伝、ウイルス感染、自律神経障害、内分泌障害、自己免疫疾患、アレルギーなどが関係していると考えられています。

「たくさん水を飲む」ことで予防・改善できる

メニエール病の治療は薬物療法が中心ですが、症状を改善するのに**効果的なのが、水分をとること**です。なぜなら、水分をとると、体内に水分をためる役割を担う、抗利尿ホルモンの分泌を抑えられるからです。

抗利尿ホルモンは体内の水分量が減ると分泌されるホルモンで、脳は「体内に水分が多い」と認識すると、抗利尿ホルモンの分泌量を減らして水分の排出を促進して体を一定にしようとします（これを、「恒常性」といいます）。

体内の水分は尿として排出されるので、内耳の水ぶくれが改善されることになります。

１日あたり、**男性で１・５リットル、女性で１・２リットル**を目安に水分をとりましょう。水分はジュースなどでも構いません。水ばかり摂取すると、水中毒も心配ですから、前述の量の水分を、昼間にしっかりと取ってください。

聴力低下が落ち着いたけれど、**ふらつきが残っている場合は、めまいリセット法を行うことで改善**できます。

治療は時間との勝負！

めまいを伴う突発性難聴

こんな特徴があります

- 突然、片方の耳が聞こえにくくなる
- グルグル回る激しいめまいは、通常一度しか起こらない
- 耳鳴りや耳の閉塞感（へいそく）を伴う
- 「2週間以内」の治療が必要
- 原因はわかっていない
- 後遺症のめまいや、ふらつきにめまいリセット法が有効

おすすめのめまいリセット法

④
ふり返り
→72ページ

発展②
片足立ち
→86ページ

発展③
ハーフターン
→88～91ページ

激しいめまいは一度しか起こらない

突発性難聴は、ある日突然、片耳が聞こえにくくなる病気です。なんの前触れもなく発症するのが特徴で、回転性のめまいや耳鳴り、耳が詰まった感じを併発することもあります。

めまいを伴う場合、メニエール病に似ていることから誤診されることもあります。ただし、メニエール病は激しいめまいをくり返すのに対し、**突発性難聴のめまいは、一度きり**という違いがあります。

しかし、この病気の恐ろしいところは、**発症した患者さんの３分の１しか聴力が回復しない**ということです。残りの３分の１の患者さんには部分的に難聴が残り、さらに残りの3分の1の患者さんは、難聴が一生残ってしまいます。

また、この病気の治療は、時間との勝負です。

治療のタイムリミットは、遅くても「2週間以内」（早いほどよい）。それ以降になると、失われた聴力は回復させることができなくなってしまいます。

原因は不明ですが、ストレスや過労、動脈硬化による内耳への血流障害、ウイルス感染、生活習慣病など、さまざまな説があります。

先ほど、激しいめまいは一度きりとお話ししましたが、後遺症でめまいやふらつきが残ることがあります。

難聴の治療が終わり、「体を動かしてもいい」という状態になったら、めまいリセット法をはじめましょう。

めまいとつらい片頭痛のダブルパンチ

片頭痛性めまい

こんな特徴があります

- 片頭痛に伴い、めまいが起こる
- グルグル回る回転性めまいや、体がフワフワする浮動性めまいなど、症状はさまざま
- 発作は５分～72時間
- 女性がかかりやすく、遺伝する
- まずは片頭痛の治療をする
- 片頭痛は改善しても、めまいの改善が不十分なときは、めまいリセット法が有効

おすすめのめまいリセット法

③
ナナメ
→70ページ

④
ふり返り
→72ページ

発展③
ハーフターン
→88～91ページ

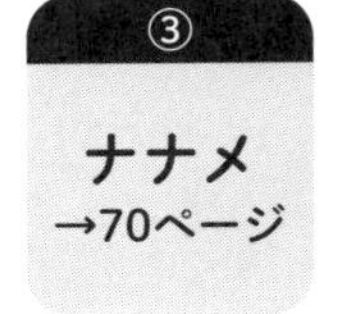

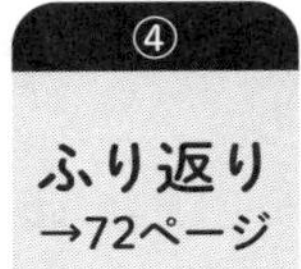

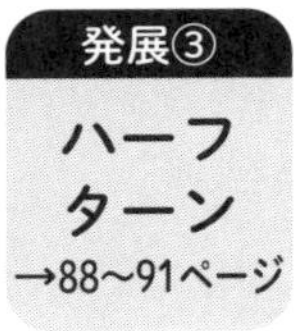

めまいの症状はさまざま

片頭痛とは、頭の中の血管が脈を打つようにズキンズキンと激しく痛む頭痛で、その症状の激しさは「脳の嵐」とも形容されるほどです。

片頭痛といっても、脳の片側だけが痛むとは限らず、**両側が痛むこともあります**。そこにめまいの症状が伴うのが片頭性めまいです。

まず、片頭痛発作が起こり、続いてめまいが起きるのが一般的ですが、片頭痛とめまいが同時に起こることもあります。

めまいの症状はさまざまで、グルグル回る回転性めまいを訴える人もいれば、体がフワフワフワする浮動性めまいを訴える人もいます。

体を動かすと症状が悪化するため、**症状があるうちは安静にするしかありません。**光や音に敏感になるので、刺激のないよう、静かな部屋で休みましょう。

また、入浴などの血管を広げるような行為も避けてください。

めまいの発作は、**5分から72時間**続きます。

薬物治療をしても、めまいが残ったらリセット法をしよう

片頭痛の原因はストレス、女性ホルモン、遺伝が大きく関係していると言われています。

仕事が忙しくなる時期や、仕事がひと段落してホッとした時期、女性なら生理の前後に片頭痛に悩むことが多くなります。

片頭痛性めまいが起きたときは、**まず片頭痛の治療を受け、ご自分の症状や体質に合う薬を処方してもらいましょう**。

頭痛外来、脳神経内科などの専門医を受診してください。その際、「めまいが起こります」と、医師に伝えましょう。

ただ残念ながら、片頭痛の薬で、**めまいも改善するのは6割程度**です。残りの4割の人は「片頭痛は改善したが、めまいがよくならない」という状態が続きます。

このとき、大きな効果を発揮するのがめまいリセット法です。

片頭痛の症状が改善して、**「体を動かしてもいい」という医師の許可が下りたら**、リセット法をはじめましょう。

めまいを放置すれば転倒リスクも高まる

加齢性平衡障害

こんな特徴があります

- ふらつき症状が強い
- 「加齢」が原因で両側の三半規管の機能低下が起こる
- 薬では治らない
- 早い段階で、めまいリセット法を行うのが効果的
- ６つのめまいリセット法すべてを行うのを推奨

おすすめのめまいリセット法

①
速いヨコ
→66ページ

発展①
50歩
足踏み
→84ページ

発展②
片足立ち
→86ページ

加齢で筋力が衰えると、ふらつきが生じる

加齢性平衡障害は、**高齢者によくみられる「ふらつき」**のことです。これは、ユラユラ型の「動揺性めまい」で、たとえば次のような症状があります。

ポイント

加齢性平衡障害にみられる傾向

- 薄暗いところや、街灯の少ない暗い道は歩きにくい
- 人混みで人を避けきれないことがある
- ふらついて、転びそうになることがよくある
- 「まっすぐ歩けていない」と指摘されたことがある

この病気の原因は、もちろん**「加齢」**です。

目、耳、足の裏からの刺激を感知する力、体を支える筋力、小脳・大脳まで、体のバランスをとることに関わるあらゆるところは、歳を重ねるごとに衰えていくので、ふらつきが起こるようになります。

めまいリセット法がいちばんの特効薬

加齢性平衡障害は診断が難しく、**「歳のせい」「気のせい」と言われてしまう**ことがあります。相当なふらつきがあるのに、病院で検査しても異常が見つからず、結局家で横になっているという人も少なくありません。

しかし、ここで何もせずに放置していたら、体の機能はどんどん衰え、転倒リスクが高まり、骨折をしたら寝たきりになってしまうおそれもあります。

加齢性平衡障害は、薬で治すことはできません。**特効薬は、めまいリセット法です**。

体の状態と相談してですが、**6つのめまいリセット法すべてを継続して行っていただくのが理想**です。

時間がないときは、「速いヨコ（66ページ）」「50歩足踏み（84ページ）」「片足立ち（86ページ）」の3つを重点的に行うことで、加齢によるさまざまな機能の低下をくい止めることができます。

くれぐれも、**「50歩足踏み」と「片足立ち」は、机などにつかまりながら注意して行い**、転倒に気をつけてください。

めまいが続き、心もつらい
持続性知覚性姿勢誘発めまい

こんな特徴があります

・フワフワ型、またはユラユラ型のめまいが起こる
・少なくとも２日に一度発症し、それが３か月以上続く
・姿勢を変えたときや、動くものを見たときに症状が悪化
・心理的要因が悪化の原因になりえる
・症状が緩和するまでに１年以上かかることが多い
・治療法は、めまいリセット法、薬による治療、認知療法が基本

おすすめのめまいリセット法

④
ふり返り
→72ページ

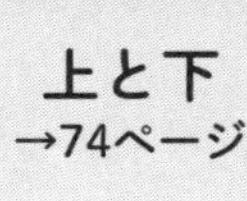

⑤
上と下
→74ページ

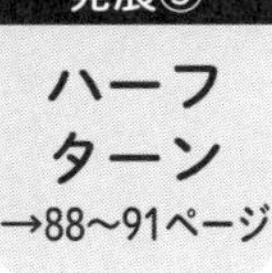

発展③
ハーフターン
→88〜91ページ

新たに定義された慢性的なめまい

この病気は、2017年、世界最大のめまい国際学会であるバラニー学会と、翌年のWHO（世界保健機関）で新たに定義された病気です。

グルグル型の回転性めまいではなく、雲の上を歩いているようなフワフワ型の浮動性めまい、またはユラユラ型の動揺性めまいの症状が、**少なくても2日に一度**起こり、それが**3か月以上続く**と「慢性めまい」と診断されます。

その原因でもっとも多いのが、この持続性知覚性姿勢誘発めまいです。

この病気が定義づけられるまでは、慢性めまいは原因不明とされることが多く、ときには、心の病気と診断されることもありました。いまとなっては、多くが持続性知覚性姿勢誘発めまいだった可能性があると言われています。

「姿勢を変えたとき」「動くものを見たとき」は要注意

症状が悪化するのは、次のような**「姿勢を変えたとき」**と、**動くものや複雑なパターンのものを見て「視覚が刺激を受けたとき」**です。

ポイント

持続性知覚性姿勢誘発めまいが悪化するとき

・急に立ち上がったとき
・エスカレーターに乗るとき
・電車やバスに乗るとき
・スーパーなどで、陳列されている商品を見たとき
・スマートフォンの画面を縦にスクロールしたとき

この病気は、**症状が緩和されるまでに1年を超えるようなことが多い**ため、「つらい」「治らない」という言葉が口ぐせになり、気持ちが後ろ向きになりがちです。また、めまいが起きたり、そのつらい状態が続くのが怖くて、引きこもりがちになることで、うつ状態に陥る人もたくさんいます。

こうしたことから、症状が起きないように左ページに紹介する**体を動かすめまいリセット法をメイン**に、必要と判断された患者さんには、抗うつ薬を使った薬による治療、認知療法という治療も行います（認知療法については、第4章でくわしく話します）。

頭や体を動かすめまいリセット法がとくにおすすめ

持続性知覚性姿勢誘発めまいの改善には、**めまいリセット法がたいへん有効**です。

すべてのリセット法を通してやることがベストですが、余裕がないときは、

「ふり返り（72ページ）」
「上と下（74ページ）」
「ハテナ（76ページ）」
「50歩足踏み（84ページ）」
「ハーフターン（88～91ページ）」

のような、姿勢を変える、頭や体の動きを伴うリセット法を優先して行ってください。

水ぼうそうのウイルスが原因

ラムゼイ・ハント症候群

こんな特徴があります

・顔面神経まひが起こる
・めまい、耳鳴り、難聴を伴う
・症状が出たら、すぐに治療を受ける
・水ぼうそうウイルスの再活性化が原因
・治療後にめまいリセット法を行う

おすすめのめまいリセット法

②
速いタテ
→68ページ

④
ふり返り
→72ページ

発展②
片足立ち
→86ページ

症状が出たら、すぐに耳鼻咽喉科の受診を

近年、テレビでワクチンのＣＭが頻繁に流されるなど、「帯状疱疹（たいじょうほうしん）」という病気が注目されています。

この帯状疱疹の原因となるウイルスが、顔面にある顔面神経で暴れると、**顔面神経まひとともに、難聴やめまいが発生**します。

また、耳に激しい痛みが出たり、耳のまわりにかさぶたを伴う水泡や発疹ができます。

子どもの頃にかかった水ぼうそうのウイルスは、治った後もずっと体内に潜伏し、再び暴れ出す機会を虎視眈々（こしたんたん）と狙っています。それを阻止しているのが免疫です。

しかし、ストレスや過労、加齢などが原因で免疫の力が弱まると、隙あり！とばかりにウイルスが暴走します。その結果、帯状疱疹が発症するのです。子どもの頃に水ぼうそうにかかった経験のある人は要注意です。

この病気は、「めまいを伴う突発性難聴」同様、**発症したら早急に治療をしないと後遺症が出やすくなります**。顔の筋肉が動かしにくい、耳が痛いなどの症状が出たら、**速やかに耳鼻咽喉科を受診してください**。

治療は薬物療法が基本で、ステロイド剤と抗ウイルス剤などが投与されます。

後遺症として、ユラユラ型の動揺性めまい（ふらつき）がありますが、ほかに、顔面まひや難聴などが残ることもあります。

痛みや水泡や発疹がひいたら、できるだけ早く、めまいリセット法を行いましょう。

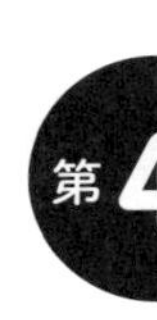

ストレスはめまいの大敵！リセット法の極意は「継続すること」

めまいは「心の病」でもある

「心の状態」と「めまい」には、深い関わりがあります。
実際、引っ越しや転職など、環境が変わったり、ショッキングな出来事をきっかけに、めまいの発作を起こす人がたくさんいます。

さらに悪いことに、めまいのつらさは他人には理解されないことが珍しくはなく、仕事を休んだりすると「さぼっているんじゃないの」などと、心ない言葉を投げかけられるようなこともあります。

すると、症状がより重くなるという悪循環に陥ってしまいます。

病院をはしごしてもなかなか病名が判明せず、私のところにやって来て、つらいめまいの原因があきらかになっただけで、心が軽くなって表情が明るくなり、症状がやわらぐ人もいます。

このような例からもわかるとおり、ストレスはめまいの症状を悪化させることが医学的にあきらかになっていて、次にあげるような傾向がある人はめまいの発症率が高いことがわかっています。

- **ネガティブな感情を抱きやすい人**
- **イライラしやすい人**
- **真面目で几帳面な人**

ストレスが原因となる代表的なめまいの病気が、

・**持続性知覚性姿勢誘発めまい（143ページ）**
・**メニエール病（127ページ）**
・**片頭痛性めまい（135ページ）**

です。

とくに**メニエール病は「耳のストレス病」**とも言われています。

私たちの耳は、じつは非常に繊細で、ストレスの影響をとても受けやすい器官です。強いストレスを感じたとき、心は壊れないように踏ん張れていたとしても、耳は耐え切れず、心よりも先に壊れてしまう人もいるのです。

ストレスが原因の場合、耳の治療だけでは治らず、心のケアも必要になります。

ですから、本来、**めまいを治療するときには、耳の状態だけではなく、心の状態も診る必要がある**のです。

心の状態があまりに悪い場合には、めまい専門医（めまい相談医）や耳鼻咽喉科だけで症状を改善することが難しくなります。

そんなときには、並行して心療内科や精神科など、心を診る専門医の受診をすすめることもあります。

また、持続性知覚性姿勢誘発めまいに限るのですが、患者さんのストレスをやわらげるために実践してもらっている方法がありますので、このあとの１７２ページで紹介します。

「めまい」のストレスをリセット法で撃退！

めまいが先か、ストレスが先かという話になってしまいますが、**めまいリセット法を続けると、めまいの発作が起きる頻度が減り**、ストレスを緩和することができます。

すると、めまいが起きることが怖くてできなかったことが徐々に減って、積極的にいろいろなことに取り組もうという、前向きな気持ちになってきます。

それとともに、旅行に行くなど、気分転換となるようなことにチャレンジしようという意欲も高まります。

その結果、ストレスが緩和されて症状が改善されていくという好循環が生まれるのです。

ポイント

めまいリセット法が生み出すポジティブサイクル

がんばって、めまいリセット法に取り組む

↓

めまいの発作の頻度が減る

↓

ストレスが緩和していく

↓

「めまいでできなかったこと」が減っていく（できることが増えていく）

↓

さらに症状が改善されていく

ちなみに、患者さんを診ていると、「心因性めまい」や、「めまいに伴ううつ状態」と診断される人が増えていると感じています。

これは、強いストレスを受け続けることで、一時的に内耳などの血流が滞ってしまい、めまいやふらつきを起こす病気です。

心因性めまい・めまいに伴ううつ状態と診断された人は、並行して心療内科や精神科での治療が必要となります。

心因性めまいで多いのは、不安や過度のストレスをため込んでうつっぽくなり、心の悲鳴の代わりに、めまいが症状として現れている人です。我慢を重ねた結果、体が悲鳴を上げてめまいの症状が出るのです。そして、心の改善がないままだと、めまいの症状は悪化していくことになります。

治療中にリセット法を行うことで、めまいの症状をやわらげることが期待できるので、治療と並行して行うことをおすすめします。

バランスの崩れもめまいの原因に自律神経失調症とは？

自律神経失調症と診断されためまい患者さんには、心の不安とストレス症状が隠れてます。

病気のひとつと思っている人も多いかもしれませんが、自律神経失調症は正式な疾患名ではなく、「自律神経のバランスが乱れることで、さまざまな症状が現れた状態」のことを示す言葉です。

いくら検査をしても、内臓などに異常は見られないのに症状が治まらないなど、いわゆる「原因不明」のときに自律神経失調症と診断されることがあります。

自律神経は、交感神経と副交感神経というふたつの神経からなり、呼吸、血圧、心拍、体温、消化、排尿・排便、代謝など、生きていくうえで欠かせない機能を調整しています。

交感神経は心身を興奮させる神経、副交感神経は心身の興奮を鎮めてリラックスさせる神経です。これらのふたつの神経がバランスよくはたらくことで健康がたもたれています。

自律神経はストレスに弱く、ストレス状態が続くと交感神経がたかぶったままとなり、副交感神経がはたらかなくなるなどしてバランスが崩れていきます。

その結果、めまい、ふらつき、頭痛、耳鳴り、動悸などの身体症状のほか、イライラ、不眠、記憶力や集中力の低下などの精神症状が発生するのです。

めまいの症状がある人で、検査をしても「耳や脳に異常が見られない」と言わ

れた人は、自律神経失調症の可能性が考えられます。

バランス感覚を鍛えることができる発展のめまいリセット法**「50歩足踏み」（84ページ）は、自律神経機能の改善につながります。**日頃からストレスを感じやすい人は重点的に行ってください。

ポイント

そのめまい、自律神経が弱っているせいかも？

・めまいの症状あり
・でも、検査で耳や脳に異常がない
そんな人は……
↓
「50歩足踏み」のめまいリセット法にチャレンジしてみよう！

更年期以降はとくに注意！めまい患者に女性が多いワケ

めまいが起こるのは、**女性のほうが男性より多い**ことがわかっています。

厚生労働省の２０２２年「国民生活基礎調査」によると、めまいの症状を訴える人の割合は、どの世代でも女性のほうが多くなっています。

とくにめまいを訴える女性が急激に増える50〜54歳では、女性は34・４％、男性が10・２％と、３倍以上の差があります。

私の病院の統計でも、女性のめまいは男性の2・7倍と、厚生労働省の数値と同じくらいです。

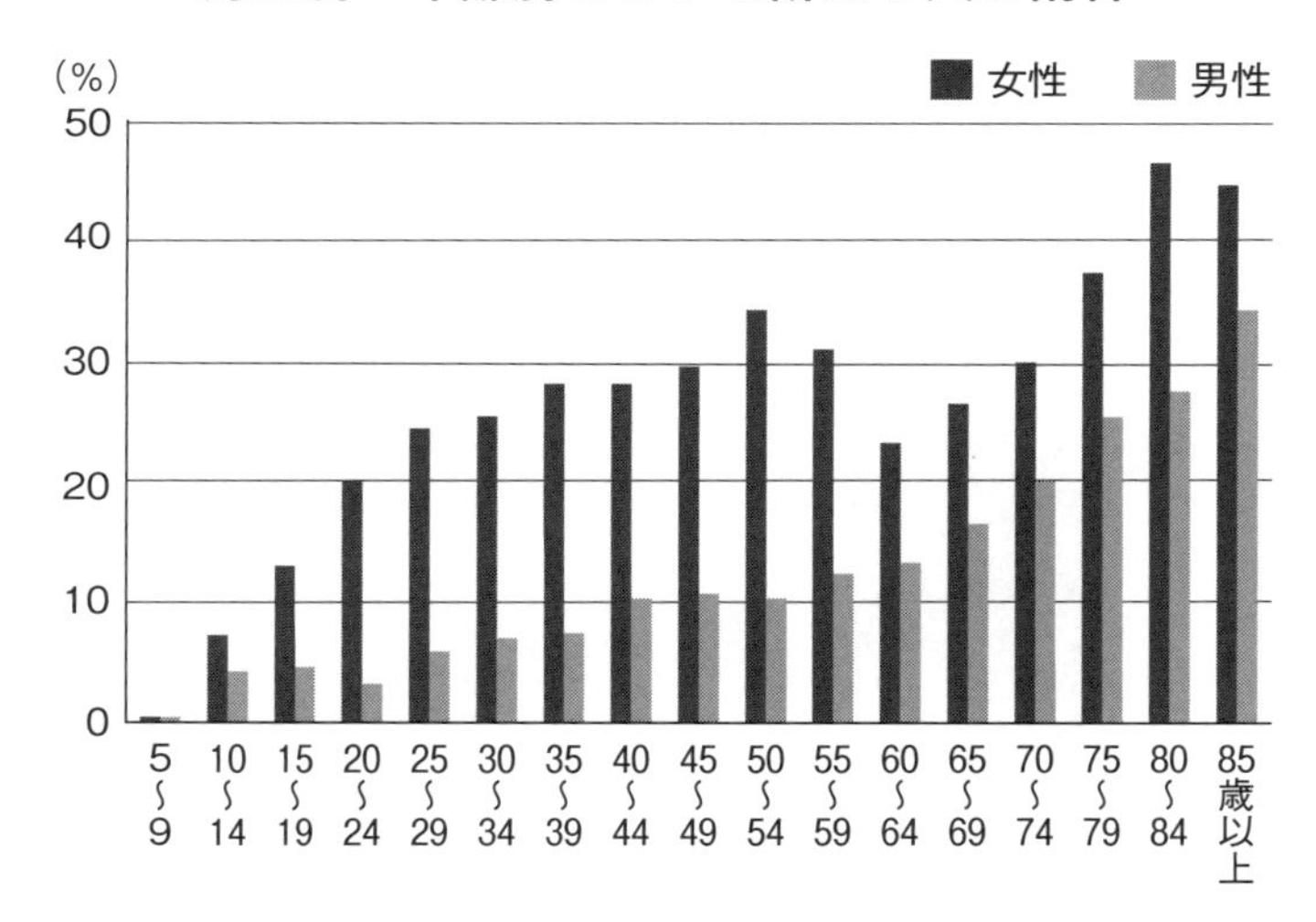

2022年厚生労働省「国民生活基礎調査」

　また、この調査では、75歳を過ぎると、めまいを訴える女性が再び急激に増え、80歳を過ぎた女性の４割以上に、めまいが起きていることがわかります。

50歳を過ぎた女性にめまいが起こりやすくなる原因のひとつが、女性ホルモンの減少です。

　更年期にさしかかって閉経を迎えると、女性ホルモンの分泌は急激に減少します。

　すると、自律神経のバランスが崩

れ、めまいが発症しやすくなるのです。

さらに悪いことに、**50歳頃から、バランス感覚を司る小脳や内耳（耳石器）などの機能低下もはじまります。**

そのタイミングが更年期と合致してしまうことも、更年期以降の女性にめまい症状が多くなる原因と考えられます。

これまで多くの患者さんと接してきて、本当に女性はめまいになりやすい傾向があるのだなと日々実感しています。

問診をすると、（家の）外では男性と同じ仕事量をこなし、家事も育児も家族の世話も引き受けているという人が多いのです。そして疲労困憊（こんぱい）となり、ある日突然、めまいに襲われたというケースが少なくありません。

こうした社会的な背景も、女性にめまいが多いことの一因かもしれません。

焦らず、がんばりすぎない！「真面目な人」ほど、めまいになりやすい

めまいの患者さんの特徴のひとつが**「真面目で几帳面」**ということです。

もちろん、「真面目」で「几帳面」なのは、たいへんすばらしいことではありますが、度を超すと大きなストレスを抱えやすくなって、そのストレスがきっかけとなってめまいに襲われることが多いのです。

なぜこんなお話をしたかというと、患者さんの中にもめまいリセット法について、

「何時にやればいいんですか」

「目を動かす方向は右からですか、左からですか」

「きちんとやらないと効果が出ないですよね」

「1日でもやり忘れたら、（めまいが）ぶり返しちゃうんですよね」

と、矢継ぎ早に質問をしてくる人がたくさんいるのです。

「めまいを治したい」という切実な想いは理解できます。

しかし、そんな**真面目さや几帳面さがストレスとなって症状を悪化させてしまっている**こともあるのです。


効果を信じて、真面目にめまいリセット法に取り組んでいただけることは考案者としてはうれしいかぎりです。

しかし、その真面目さが仇（あだ）になることもあります。

生真面目な人は、「なんでも100点満点、完璧じゃないといけない」と、常に感じている傾向があります。

「100点満点の効果を出せる方法でやらなくちゃ」なんて思わないでください。

最初は、満足いかない出来でもいいんです。

100点中、10点でもいい。

がんばってめまいリセット法を続けていくうちに、やがて100点に近づいて、症状も改善されていきます。はじめから、自分に高いハードルを課さないであげてください。

こういう考え方もできます。

あなたは「めまい改善ポイント」を貯めていると思ってください。

めまいリセット法をはじめたばかりのときは、ポイントはゼロです。

むしろ、めまいがつらいので、マイナスかもしれません。

でも、リセット法をはじめることで、改善ポイントは貯まっていきます。

毎日続けていると、少しずつでもだんだん、改善へのポイントが貯まっていきます。

どうですか。ちょっとは、やってみよう！　と思えてきませんか。

とくに、リセット法の効果を感じられず、挫折しかけたときに、このことを思い出してみてください。

大切なのは「きちんとやること」ではなく、「長く続けていくこと」なのです。

焦燥（しょうそう）感に駆られたり、義務感を感じてリセット法を行うと、体（小脳）は鍛えられても、心は疲れきってしまい、効果は半減してしまいます。

「ちょっとくらいサボってもいい」くらいの、ラクな気持ちを持って取り組むことがリセット法の効果を高める秘訣です。

ポイントが貯まってめまいが改善！

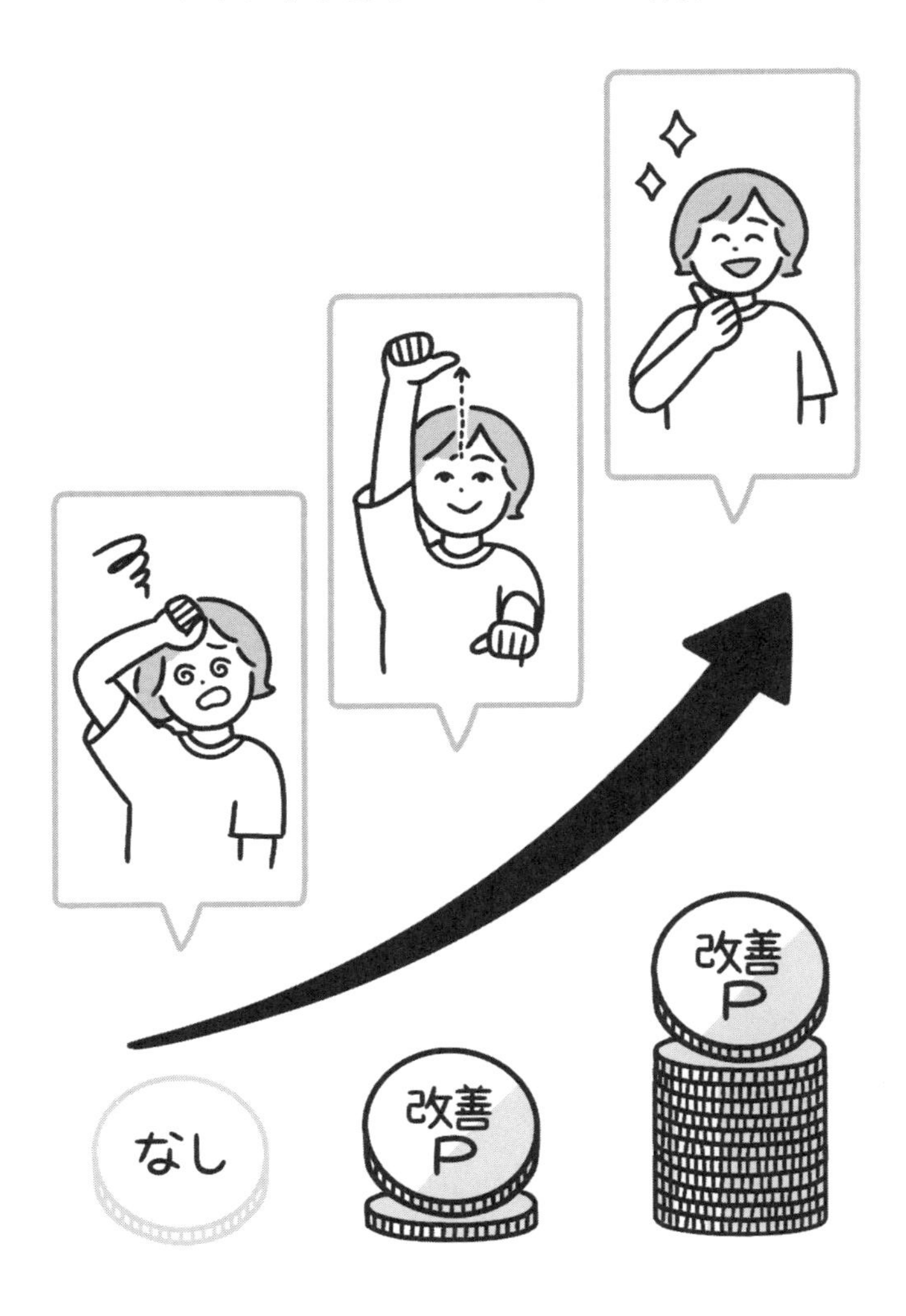

「前向きな気持ち」がめまいをよくする

「つらい」

「どうせ治らない」

めまいが長引いている患者さんとお話ししていると、こういった後ろ向きな言葉を発する人がたくさんいます。

とくに、**持続性知覚性姿勢誘発めまい**（143ページ）のような、めまいが慢性化しやすい病気の人は、ネガティブ思考になる傾向があります。

つらいと思い、それを言葉に出したりすると、脳も「つらいんだ〜」とより落ち込み、つらい気持ちがますます強くなります。めまいは体の病気でもあり、心の病気でもあります。

後ろ向きな気持ちでめまいリセット法を行うより、**前向きな気持ちで行うほうが効果が出やすい**ことは間違いありません。これは、長年の治療経験からも感じていることです。

小脳は、前向きな言葉を発すると活動性が高まることが、さまざまな研究でもあきらかになっています。

フィギュアスケーターたちも最初は目が回りますが、「絶対、できるようになる！」という前向きな気持ちを持って練習に取り組んでいるからこそ、成果が出せているのではないでしょうか。

私自身も、深刻なめまいに襲われてからは、

「めまいに絶対負けないぞー！」
「めまいを絶対に治すんだ！」

と、前向きな言葉を唱えてから、めまいリセット法を行うようにしました。小脳に暗示をかけるためです。

いつも後ろ向きな発言をしがちな人は、ぜひ試してみてください。

持続性知覚性姿勢誘発めまいは、認知療法で改善させる

持続性姿勢誘発めまいは、症状が長い期間続くため、心がむしばまれやすい病気だと述べましたが、ぜひ、おすすめしたい治療法があります。

それが、認知療法です。

認知療法とは、ストレスによって悲観的になってしまった考え方や受け取り方を、**自分自身でやわらかくときほぐしてとらえ、気持ちをラクにする**ことです。

つまり、ストレスや不安を減らす心理療法です。

うつ病や不安障害など、さまざまな精神疾患の治療に使われています。

ここでは、私が考案した自宅で行える簡単な**「認知療法の７つのステップ」**を紹介します。「新井式・認知療法」と言ってもよいかもしれません。

やりかたは簡単。

６つの質問に対して、**あなたの状態、考えを正直に書き込み、最後に自分の気持ちを読み上げるだけ**です。心のリセット法としてぜひご活用ください。

では、具体的に新井式・認知療法について説明していきます。

次のポイントにしたがって、６つの問いを自分に投げかけてみてください。

ポイント

「新井式・認知療法」7ステップのやりかた

①あなたは、めまいを抱えて、どんなことに困っていますか？
②どんなときに、めまいが起きますか？
③めまいが起きたとき、どんな感情がわきますか？　そのとき、「心のつぶやき」はどんなものですか？
④「心のつぶやき」は、あなたの感情や行動にどう影響していますか？
⑤「心のつぶやき」は、適切（あなたの役に立っている）ですか？
⑥同じ場面で、違う「心のつぶやき」はできないでしょうか？
⑦⑥で考えた「心のつぶやき」を声に出してみましょう

まず、①と②で、あなたの状態を客観的に分析します。

③から⑤の質問にしたがって、めまいが起きたときの「心の状態」を書き出します。

③から⑤のステップで、もしネガティブな言葉を書き出したようなら、⑥でポジティブな「心のつぶやき」を書き出してみましょう。

最後に、⑥で書き出したポジティブな言葉を、声に出して読み上げてください。

新井式・認知療法　７つのステップ

以下の空欄にあなたの状態や考えを書きましょう。

① あなたが困っていることは？	例：常にふらつく
② どういう場面でめまいが起きる？	例：立ち上がったり、スーパーで商品を探しているとき
③ そのときの、あなたの感情・「心のつぶやき」は？	例：怖い、不安、つらい、どうせ治らない
④ 「心のつぶやき」は、あなたの感情や行動にどう影響している？	例：外出を控えたり、他人とのコミュニケーションの機会が減った
⑤ 「心のつぶやき」は、あなたの役に立っている？	例：まったく役に立っていない
⑥ 同じ場面で違う「心のつぶやき」はできないか？	例：「私はめまいに負けない！」「私はめまいを治す！」
⑦ ステップ⑥の「心のつぶやき」を、声に出して読み上げましょう	

悩みを共有する「めまい友だち」をつくろう！

患者さんの中には、**「家族がめまいのつらさをわかってくれない」**と悩んでいる人がけっこういます。

自分のいちばん身近にいる家族にめまいのつらさをわかってもらえないのは、とてもつらいことだと思います。

しかし、めまいは外から症状がわかりにくいこともあるため、あなたのつらさをわかってあげたい家族ですら、理解してあげられないこともあるのです。

ですから、私は**「めまいのつらさをわかってもらえない」という不幸に頭を悩**

ませるより、「めまいのつらさをわかってくれる」幸せに目を向けてほしいと思っています。

ポイント

めまいに悩むときに目を向けること

めまいのつらさをわかってくれない不幸
＞
めまいのつらさをわかってくれる幸せ

そこで、私がおすすめしているのが、**「めまい友だち」をつくる**ことです。

めまいを経験したことがある人は、たくさんいます。

ひょっとしたら、あなたのまわりにもめまいの経験者がいるかも。

ちょっとした会話のときに、「人にぶつかりやすかったりしない？」など、本書で紹介した「めまいの症状」（58ページなど）をいろいろあげてみると、身近に**「隠れめまい」の人**と出会えるかもしれません。

あるいは、気を許せる友人などに、めまいの悩みを打ち明けてもいいと思います。

めまいの悩みを共有できる人が見つかっただけで、心がラクになり、症状が改善されることだってあり得ます。

私は外来の患者さんに集まっていただき、めまいリセット法をみんなで行う「リハビリ教室」を開いています。

一対一で診察をしているときには暗い顔をしていた人も、この教室に参加しているときにはとても明るく、楽しそうな表情に一変します。

「同じ悩みを持つ人がこんなにいると思うと、心強くなります！」と言う人もいます。

もし、「めまい友だち」が見つかったら、本書のめまいリセット法を教えてあげてください。もしかしたら、相手の人も別の対処法など、あなたが知らないことを知っているかもしれません。

情報交換ができるというのも、大きなメリットですね。

くり返しになりますが、めまいは心の病でもあります。ひとりで悩んでいるとストレスがたまるばかりです。

とにかく、**めまいの悩みをひとりで抱え込まずに吐き出す**ことも、心のリセット法のひとつと言えるでしょう。

「笑顔」「前向きな言葉」で幸せホルモンを増やそう

「しかめっ面じゃダメですよー」

「笑顔で、元気に」

「『めまいを治すぞ～』と、声を出しましょう！」


これらは、リハビリ教室でめまいリセット法を行ってもらう前に、必ず私が患者さんにかける言葉です。私ももちろん一緒にやっています。

中には、「うさん臭そう」と思う人もいるかもしれませんね。

いいえ、**これにはちゃんと科学的な根拠がある**のです。

172ページで、前向きな言葉で脳に暗示をかけるお話をしましたが、脳が暗示にかけられる秘密が「セロトニン」です。笑顔をつくったり、前向きな言葉を唱えると、脳から分泌されるこの物質、じつはものすごいパワーを秘めているのです。

セロトニンは、別名**「幸せホルモン」**と呼ばれ、幸福感をもたらし、心を安定させる作用を持っています。セロトニンの分泌量が減ると、心が不安定となり、気分が落ち込みやすくなります。

「つらい」「治らない」と連呼していると、セロトニンの分泌量が減り、幸福感がどんどん失われ、うつ傾向が強まる可能性があります。

実際、うつ病の治療薬として、セロトニンの分泌量を増やす薬が用いられています。つまり、心の病でもある**めまいの治療をするうえで、「笑顔」「前向きな言葉」はとても有効**ということです。

じつは、笑顔、前向きな言葉を唱える以外にも、セロトニンを増やす方法がいくつかあります。「つらい」と感じたら、試してみてください。

「ありがとう」を口ぐせにする

「ありがとう」という言葉を発すると、言われた側だけではなく、伝えた側にもセロトニンが分泌されます。この言葉で、幸福感が高まるだけではなく人間関係も良好になって、ストレスや、めまいの軽減にもつながります。

「よいことメモ」を書く

その日あったよい出来事や、小さな幸せを書きとめる習慣をつけましょう。

「お買い得品を見つけた」「好きな芸能人が出演しているテレビ番組を観た」など、

どんな小さなことでもＯＫです。

好きなものをボーッと眺める

心が癒されるものを「1日1分程度」でいいので、ボーッと眺めましょう。眺めるのは、自然の風景がおすすめですが、都会に住んでいる人は難しいと思います。そんな人は、好きな芸能人の写真、旅行先で撮った思い出の写真、部屋に飾ってある花などでもＯＫです。

気の合う人と会話をする

気遣いをする必要がない、気の合う人と会話をすることで、セロトニンの分泌が促され、一気にストレスが解消できます。

幸せホルモンを増やす４つの習慣

ありがとう
ランチで食べたパスタがおいしかった。

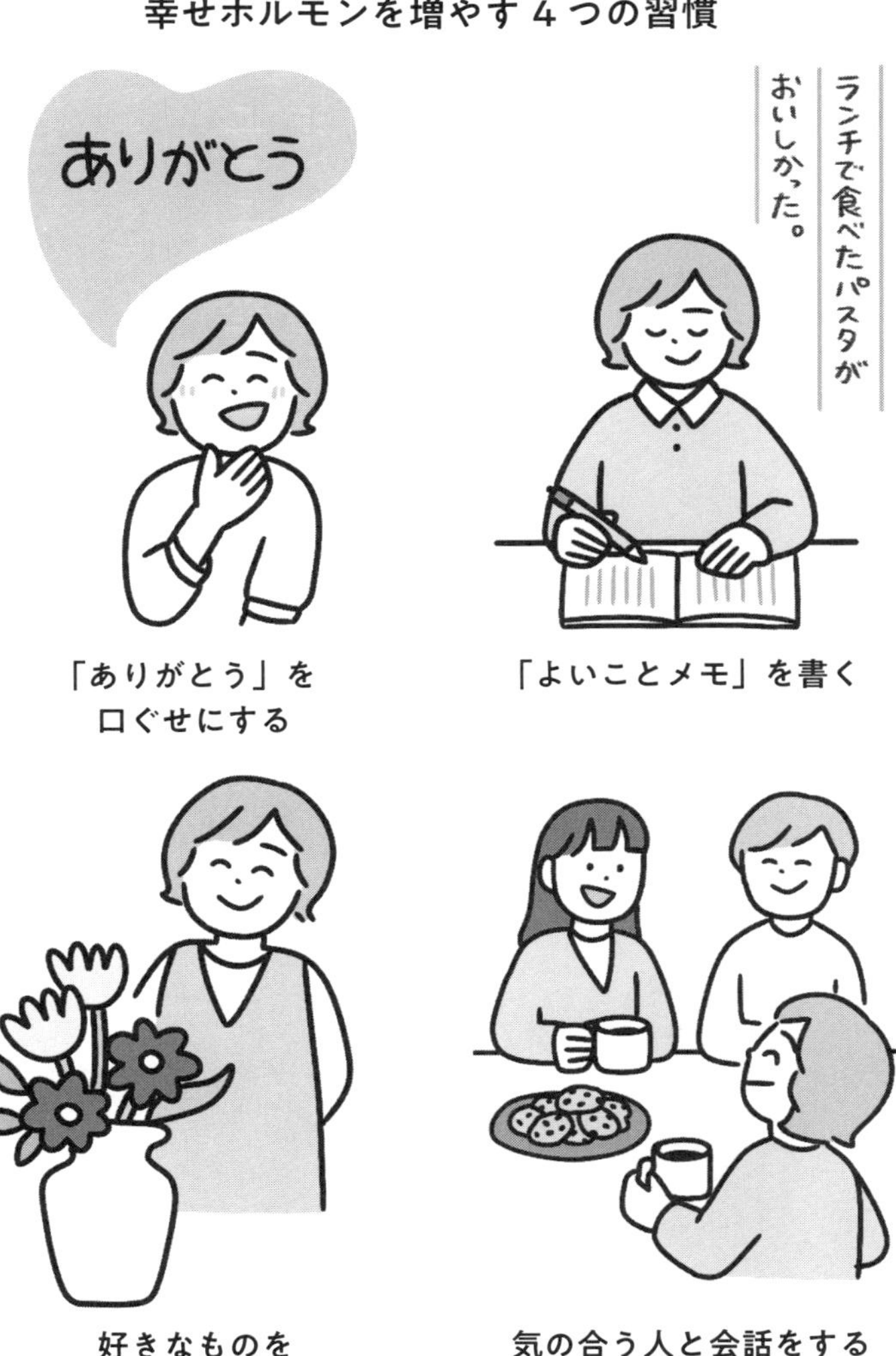

「ありがとう」を
口ぐせにする

「よいことメモ」を書く

好きなものを
ボーッとながめる

気の合う人と会話をする

第5章

知っておくと安心！めまいの「予防策と対処法」

まずは安静第一！めまいが起きたときの対処法

激しいめまいに襲われたら……、まずは、**安静にしましょう**。

可能であれば、**照明を暗くして、静かな場所で横になってください**。

このとき、体を締めつけると症状が悪化するので、**下着、ベルトやネクタイなどはゆるめましょう**。

64ページの「ふり返りテスト」を行って、左右どちらの耳が悪いのかを事前にチェックしておくのもおすすめです。

悪いほうの耳を上にして横になると症状がやわらぎます。

つまり、

- **「左」の耳が悪い場合は、「左を上」にして横になる**
- **「右」の耳が悪い場合は、「右を上」にして横になる**

ようにしましょう。

仰向けになったほうがラクというのであれば、それでもかまいません。**自分がラクだと思う姿勢をとる**ことが一番です。

ただし、嘔吐が伴う場合は、吐しゃ物が気管に入らないようにするため、体を横に向けてください。

めまいに気が動転して、ハアハアと浅い呼吸となり、過呼吸になることがあります。**できるだけゆっくり、深く呼吸をして呼吸を整えましょう。**

処方された薬や、酔い止めの薬があれば、めまいが少し落ち着いたときに飲んでください。

外出先で横になれない場合は、**木陰のベンチなどに腰をかけて**休みましょう。このとき、雑音の少ない場所、クルマや人通りの少ない場所など、**できるだけ静かな環境のところで休む**ことが理想です。

安静にしていれば治まるので、あわてない

めまいに襲われたときは、とにかく**あわてないことが第一**です。

頭痛、意識の薄れ、しびれ、まひなどを伴わないめまいは、**正しく対処すれば生命に関わることはありません**。

ふつうは、安静にしていれば治まってきますので、落ち着いて行動しましょう。

ただし、もし**30分ほど経過しても強い症状が改善されない**ようであれば、耳が原因ではなく、脳の疾患などの原因も考えられるため、救急病院に行きましょう。救急車を呼んでもかまいません。

症状が少しやわらいできたら、翌日からリセット法を行うのもおすすめです。

ポイント

めまいが起きたときは……

- とにかく安静にする
- 照明を暗くして、静かな場所で横になる
- 嘔吐を伴う場合は体を横向きに
- できるだけ深く、ゆっくりと呼吸を整える
- 30分経っても強い症状が改善されない場合は病院へ

「6つの前兆」を知れば めまいの発作は防げる

「いつめまいに襲われるか、不安で遠出ができないんです」

「近所のスーパーに買い物に出かけるくらいでもドキドキで……」

そんな悩みを訴える患者さんはたくさんいます。

多くの人は、めまいは突然、襲いかかってくるものと思っているようです。

しかし、それは間違いで、**めまいには、いくつかの前兆がある**のです。

そこで、私がいつも患者さんにお伝えしている**「6つの前兆」**をご紹介しますので、左をご覧ください。これは私が長年の治療経験から突き止めたものです。

①後頭部がズーンと重たい

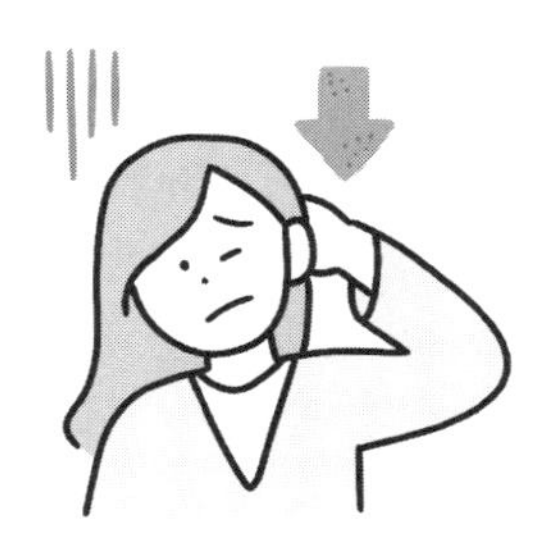

②生あくびが止まらない

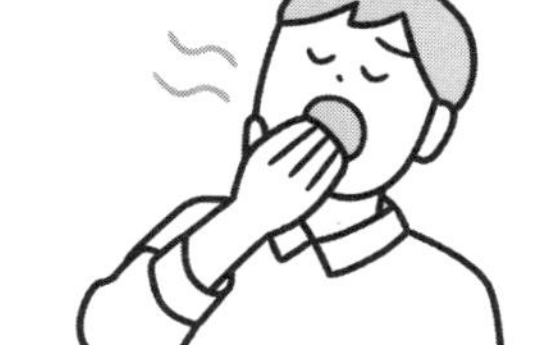

③首・肩のこりが
いつも以上にひどい

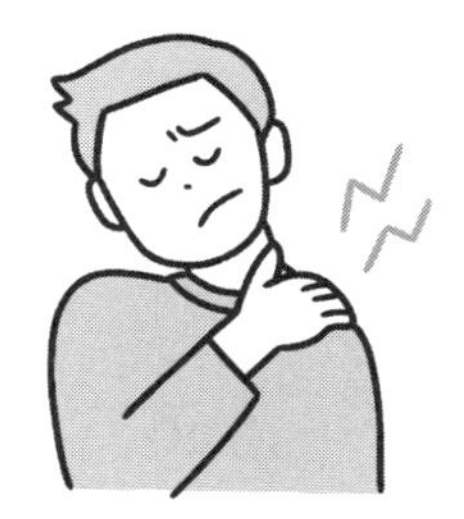

④吐き気やむかつきがある

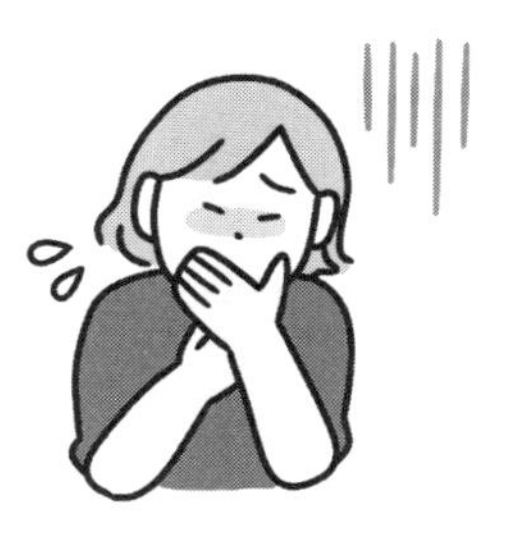

⑤耳鳴り・耳の詰まった
感じがいつも以上に強い

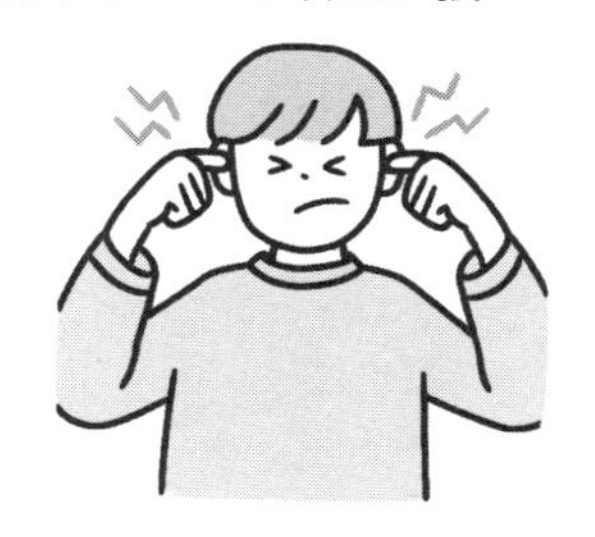

⑥なんとくふらつく、
フワフワした感じがある

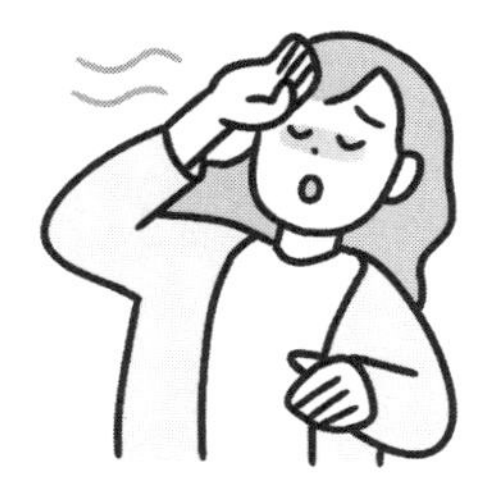

リセット法でめまいの発作を防ぐこともできる

これらの前兆を感じたら、外出を控え、めまいリセット法を行ってください。**めまいリセット法は、即効性がある**ことも特徴で、前兆を感じたらすぐに行うことで、めまいの発作を防ぐことが期待できます。

実際、「リセット法を知ったことで、外出するのが怖くなくなりました」と、多くの患者さんから喜びの声をいただいています。

本書のめまいリセット法は、**目や頭を動かすだけ**というシンプルなものが基本なので、外出先でもできます。

外出先で「まずいかも！」と思ったら、公園のベンチに座って行ったり、トイレなどで行うこともできますよね。

処方された薬は「お守りがわり」

また、医師から薬を処方されている人は、薬を早めに服用することで、大きな発作を避けることができます。

薬を「お守りがわり」として携帯するのもおすすめです。実際、携帯するだけで気がラクになって発作が出なくなる人もいます。

ただし、薬は1日に服用してよい量や、何時間かは間を空けて服用しなくてはならないなどの決まりがあるため、**薬の服用方法に関しては、かかりつけ医に相談**しておくといいでしょう。

応急処置として、酔い止めや、吐き気止めの作用のある市販薬を服用してもかまいませんが、自己判断で頻繁に服用するのは好ましいことではありません。

やはり、かかりつけ医に処方してもらうことをおすすめします。

ここでご紹介した6つの前兆は、あくまでも代表的なものです。めまいの症状が百人百様であるのと同じで、前兆も百人百様。

ですから、めまいが起きる直前、自分の状態がどうだったかを記録しておくと、前兆をより正確に察知できるようになります。私はこれを**「めまい日記」**と呼んでいます（「めまい日記」のくわしい書き方は、270ページでお話しします）。

「めまい日記」をつけていくことが、**「あなただけのめまいの前兆」**をつかむきっかけになるかもしれません。そうなれば、より安心して外出したり、好きなことを我慢しないでできたりしますね。ぜひ、書いてみてください。

めまいの前兆を感じたら……注意したい「３つのＮＧ行動」

めまいの前兆があったときは、とくに次の３つの行動をしないよう注意してください。

①めまいを警戒しすぎる

前兆を感じたからといって、絶対にめまいの発作に襲われるというわけではありません。「来るぞ、来るぞ」と、身構えすぎるのもストレスになり、めまいを誘発するおそれがあります。「来るかも！」と思ったら、**神経質になりすぎず、**

深呼吸をするなどして、心を落ち着かせてください。

深い呼吸には、高ぶった交感神経を鎮め、体をリラックスさせてくれる副交感神経を優位にする効果があるため、めまいの発作を抑えることが期待できます。

②余裕のないスケジュールを立てる

外出先で前兆を感じたときには、**日陰のベンチでしばらく休むなど、無理に体を動かさないようにしましょう**。

とくに、時間に追われているときなど、ついつい予定を優先させて、無理に電車やバスに乗ったりすると、症状が強く出てしまう可能性もあります。

そのため、常に乗る予定だった電車を何本か見送れるくらい**余裕のあるスケジュールを組んで行動する**ことを心がけることも大切です。

③車を運転する

絶対に避けていただきたいのが車の運転です。運転中に前兆を感じたら、運転を続けずに、すみやかに路肩などに停車して、落ち着くまで車内で休んでください。

ちなみに、前兆がなくても、出発前に**「50歩足踏み」**（84ページ）をやってみて、**体が90度以上回ってしまったような日**は、車の運転は控えてください。

ポイント

めまいの前兆を感じたらＮＧな行動

・めまいを警戒しすぎる
・余裕のないスケジュールを立てる
・車を運転する

知っておけば鬼に金棒！めまいを起こす「6つの引き金」

めまいは、発作のきっかけとなること、悪化させる要因を知っておけば、事前の対策ができますし、発作に襲われずに済みます。

ここからは「めまいが起きやすいシチュエーション」をご紹介します。

めまいの引き金①　睡眠不足による「脳の疲れ」

くり返しますが、めまいを起こす原因の約7割は、内耳の異常です。

その内耳に異常をもたらす最大の原因と言っていいのが睡眠不足です。

私の病院でも、患者さんの睡眠状況を調査したところ、**男性で7割、女性で8割の人が不眠症**であるということがわかりました。

睡眠不足になると、自律神経のバランスが崩れ、交感神経が過度に優位となり、血管が収縮して血の巡り（めぐ）が悪くなります。

髪の毛１本ほどの細い血管を介して酸素や栄養が届けられている内耳は、その影響を強く受けてしまいます。

また、睡眠は脳が唯一、休息をとれる時間です。それが十分ではないと、日中に脳がしっかりはたらいてくれません。

当然、**小脳のバランス調整機能も低下することにつながる**ため、めまいが起きやすくなります。

めまいの引き金②

風邪などによる体調不良

体調がよくないときは、体の弱い部分が真っ先にダメージを受けます。**めまいのある人は「耳」が弱点**ですから、「耳」がダメージを受け、めまいが起こりやすくなります。

とくに、風邪は「内耳」と関連のある病気のため、めまいを悪化させるおそれがあるので要注意。

風邪にかかったら、**まずはしっかり、風邪の治療**をしてください。

風邪がつらいときは、リセット法を休んでも構いません。「毎日やらなくちゃ！」と、真面目になりすぎる必要はありません。そのかわり風邪が治ったら、すぐにリセット法を再開しましょう。

めまいの引き金③

気圧の変化

雨の日のめまい外来の患者さんは、「今日は体調がすぐれません」と口をそろえて言います。

また、「6月と9月にめまいになりやすい」と言う患者さんも多くいます。

雨の日や、季節の変わり目にめまいが起こりやすいのは、気圧の変化が影響しています。

とくに6月の梅雨、9月の台風シーズンは、気圧が急激に変化する時期です。

内耳は、気圧の変化を受けやすいので、めまいが悪化しやすくなります。

気圧の変化が起きやすいのは、雨の日や季節の変わり目だけではありません。

乗り物にも気をつける必要があります。とくに、**飛行機の離着陸時、新幹線が**

トンネルを出入りするときは要注意です。

即効性のある対処法は、「水を飲む」「アメをなめる」「あくびをする」ことです。

それでも耳が詰まった感じがよくならないようなら、左右の小鼻をつまんで空気を吸い込み、口を閉じて吸い込んだ息を耳へ送り込む**「耳抜き」**を試してみてください。

ただし、耳抜きは頻繁に行うと鼓膜を痛めるおそれがあるので、１日１～２回を限度としましょう。

また、「気圧の変化が原因のめまい」の改善に、とくに効果的なめまいリセット法をお伝えしておきます。次の４つをやってみてください。

・**「ふり返り（72ページ）」**

・「上と下（74ページ）」
・「ハテナ（76ページ）」
・「50歩足踏み（84ページ）」

めまいの引き金④ 「乗り物」への乗車

気圧の変化のところで飛行機や新幹線をあげましたが、**乗り物を苦手にするめまい患者さんは多い**のです。

周囲の風景が激しく移り変わることによる視覚への刺激、騒音による聴覚への刺激が大きいことに加え、不規則な揺れや振動など、バランスに関する情報が混乱しやすい要素がたくさんあるからです。

また、車内の臭いなどがめまいのきっかけになることもあります。

乗り物の中では、できるだけ遠くの景色を見ましょう。

とくに、**スマートフォンの画面を見る、本や新聞など文字を読み続ける、空腹や食べすぎ**は、乗り物酔いによるめまいのリスクを高めます。

めまいの引き金⑤ 避けられない「精神的なショック」

家族や友人などが亡くなった、突然失業したなど、ショッキングな出来事がきっかけになって、強いめまいの発作に襲われるようになったという人はたくさんいます。引っ越しや転職など、環境が激変したときも要注意です。

精神的なショックが原因のめまいの特徴は、**ショッキングな出来事が起きた直後ではなく、ひと段落したときに起きやすい**ことです。

しかし、精神的なショックは避けようと思っても避けられるものではありません。強い精神的ショック下にあると感じたときには、**めまいが起きる前にリセット法**をしっかりと行ってください。

なかなかそんな気分にならないかもしれませんが、体を動かしてみることは、思いのほか心にもいい影響を与えるため大切なことです。心をほぐすために、体を動かすのです。

そういう意味で、**めまいリセット法を習慣化しておくことは大事**です。

「まぁいつものことだから、やっておくか」というモードになることができれば、リセット法を行うことが、気晴らしのひとつになりえるからです。

めまいの引き金⑥「過労」「ストレス」

仕事や介護などによる**過労やストレス**もめまいのきっかけになります。

精神的なショックと同様、気が張っている忙しいときではなく、ひと段落してホッとしたときに、ぶり返しのように強い発作が起きることがあります。

仕事の量を減らすなど、原因になっていることを取り除くのがいちばんの予防になりますが、それが難しいのであれば**「疲れるとめまいが起きやすい」という意識を持つことからはじめてください**。

また、日頃から無理をせず、睡眠と栄養をしっかりとって、疲れをためないような工夫をしましょう。

声を出してめまいリセット法を行うことも、よい気分転換になります。

くり返しになりますが、**②の体調不良のとき以外**は、リセット法をすることで、めまいの発作の予防や軽減になります。
「めまいが起こりやすいときだ」と感じたら、ぜひリセット法を行ってください。

ポイント

注意したい「めまいの引き金」

- 睡眠不足による「脳の疲れ」
- 風邪などによる体調不良
- 気圧の変化
- 「乗り物」への乗車
- 避けられない「精神的なショック」
- 「過労」「ストレス」

体にいいことは、めまいにもいい めまいにならない暮らし方

暮らし方を変えて「めまいが起こりにくい体」をつくる

・不規則な生活
・睡眠不足
・食事の偏り
・ストレスいっぱい

これらの言葉の並びに対して、どんな印象を持ちますか。

マイナスなイメージ、よくないこと、体に悪いこと……そんなところじゃないでしょうか。

「そんなの当たり前じゃない」
そう思った人、正解です。
「馬鹿にしているの？」
いいえ、私はいたって大真面目です。

不規則な生活、睡眠不足、食事の偏り、ストレスいっぱい……これらが、「体に悪い」ということは、小さな子どもでも知っています。つまり、逆を言えば、こういうことになります。

規則正しい生活、十分な睡眠、バランスの取れた食事、ストレスフリーな生活は、体にいい。

これも、「当たり前」と思うかもしれません。ただ、わかっていても、実践できていますか。「全部できている」と自信を持って言える人は、けっこう少ないかもしれません。現代社会において、これを全部やってのけることは、努力が必要なようです。

でも、「体にいいことはやろう！」

できる・できないはさておき、そういう意識にはなりますよね（逆に、体に悪いことは避けようとします）。

めまいにおいても、その意識を持ってほしくて、長い前置きを書きました。

「体にいいことは、めまい治療にもいいこと」です。

つまり、先にお話ししたこと（規則正しい生活、十分な睡眠、バランスの取れた食事、ストレスフリーな生活）は、すべて、めまいの症状を改善するうえで役立つことだと知っておいてください。

めまいが起こりにくいようにするには、めまいリセット法を続けるのがいちばんですが、日常生活に気をつけることも大切です。この当たり前なことを意識できるようになると、あなたの日常の行動も変わっていくはずです。

私も、自分がひどいめまいに襲われるまでは、この当たり前のことを意識できていませんでした。

だからこそ、みなさんにも、生活習慣の大切さを、改めて認識してほしいのです。

この章では、**「めまいを起こしにくい体」をつくるための生活習慣**について、私がいつも患者さんにお話ししていることをまとめました。

日々の積み重ねが大事です。みなさんも、気になることがあれば、いますぐ改善に取り組んでください。

寝ないと小脳は力を発揮できない！「睡眠の質の向上」は、めまい改善のカギ

先ほどからお話しししているように、十分な睡眠をとることはとても重要です。

数年前、**「睡眠負債」**という言葉が話題となりましたが、睡眠不足は借金のようなもので、睡眠に問題があると、知らぬ間に負債（心身の疲労）は膨れ上がっていきます。そして、返済不能なほどの負債を抱えたとき、さまざまな病気にかかってしまうのです。

睡眠は脳の唯一の休息時間です。睡眠に問題があると、いくら鍛え上げられた優秀なパイロット（＝小脳）でも、存分に力を発揮することができなくなってし

まいます。

理想の睡眠時間は６～８時間程度と言われていますが、６～８時間にこだわる必要はありません。**自分にとって必要な睡眠時間を守りましょう。**

近年では、「睡眠の質」を高めることも大切だという考え方が主流となっています。

たっぷり眠ったのに日中に眠い、目覚めたときに疲れが抜けていない感じがする、就寝中に何度も目覚める、などが頻繁にある人は、睡眠の質が落ちている可能性が考えられます。

では、睡眠の質を上げるためにはどうしたらいいのでしょうか。基本的に守っていただきたいのは次の項目です。

□夕方以降は、コーヒーや緑茶など、カフェインの多い飲み物を控える
□お酒を飲みすぎない
□食事は、最低でも「就寝の2時間前」までに済ます
□入浴は、「就寝の1～2時間前」までに済ます
□「就寝の1時間前」からは、スマートフォンやパソコンなどのデジタル機器の画面を見ない
□寝室は真っ暗に。外の光が入らないようにする
□耳栓をして、聞こえてくる音を最小限に抑える
□エアコンを使用して、「心地よい」と感じる室温にする
□首・頭に合う枕や、体型に合うマットレスを使用する
□起床時間を一定にし、起床後には朝日を浴びる

とくに注意していただきたいのは、**入浴後すぐに就寝しない**ことです。

入浴すると、体温が一時的に上がり、その後、時間をかけてゆっくりもとの体温へ下がっていきます。

この体温が下がるタイミングに眠気が起こりやすく、質のよい睡眠が得られます。

しかし、入浴後すぐに寝ようとしても体温が高いままなので、寝つきが悪くなってしまいます。そのため、**入浴は、「就寝の1～2時間前」までに済ませましょう。**

「眠れなくてもいい」と開き直ると眠れることもある

ほかにもいくつか睡眠の質を高めるコツがあるので、ご紹介します。

寝つきが悪い人は、無理に寝ようとベッドに入ると、ますます目が冴えてしまうということがあります。

なかなか寝つけないときは、ベッドに入る前にストレッチをしたり、音楽を聴いたりして、心身をリラックスさせるといいでしょう。

また、**眠れないことを気にしすぎない**ことも大切です。「眠れなくてもいい」と開き直って、いったんベッドから離れたほうが自然な眠気が訪れやすくなる場合もあります。

起床時間と就寝時間を一定にして、**「体内時計」の乱れを防ぐ**ことも大切です。体内時計が乱れると、昼間に頭がボーッとして注意力や集中力が欠如したり、逆に、夜に目が冴えて寝つきが悪くなったり、眠りが浅くなったりしてしまいます。

いびきの大きさを指摘されている人や、**夜中に何度も目が覚める人**は、睡眠時無呼吸症候群の可能性も考える必要があります。

これは、寝ている間に舌などによって気道がふさがれて呼吸ができなくなることが原因です。これにより慢性的な酸欠状態になると、心筋梗塞、脳梗塞などの虚血疾患のリスクが高まります。

睡眠時に呼吸が止まっているのを家族に指摘された人は、めまいの治療だけではなく、睡眠専門の医療機関を受診することをおすすめします。

ポイント

睡眠の質の上げ方

- 「自分にとって」必要な睡眠時間を守る
- 入浴は就寝の1～2時間前までに済ませる
- 起床時間を一定にし、起床後には朝日を浴びる
- 眠れないときは、眠れないことを気にしすぎない

「ゆっくり動く」が鉄則 お風呂が怖くなくなる「正しい入浴法」

入浴は血行をよくするだけではなく、心身のリラックス効果が高いため、めまいの予防・改善には効果的です。

とはいえ、慢性的なめまいに悩む人の中には、入浴しているときに突然めまいが起こって転倒するのが怖くて、不安いっぱいで入浴をしていることも多いのではないでしょうか。

38～40℃のぬるま湯が適温

入浴中にめまいが起きる原因はいろいろありますが、まず気をつけたいのはお湯の温度です。

熱すぎるお湯につかると交感神経が興奮状態となり、急激に血管が収縮してめまいのリスクが高まります。また、睡眠の質が低下するおそれもあります。

おすすめの温度は**38〜40℃程度のぬるめのお湯**です。また、のぼせるのをさけるために、お湯につかる時間は短めにしましょう。

ちなみに、いま流行りのサウナや、サウナ後の水風呂は、めまい患者さんにはおすすめできません。

「ゆっくり動く」ことで立ちくらみを防ぐ

浴槽から出るときは、ゆっくり立ち上がるようにします。急に立ち上がると、一時的に脳への血流が滞って、立ちくらみが起きる危険があります。

浴室では、「ゆっくり動く」が鉄則です！

髪や顔を洗うときに、頭を下げたり傾けたりすると、めまいが起こることがあります。これを防ぐには、**入浴前に「上と下（74ページ）」のめまいリセット法**をするのが有効です。

万が一、浴室でめまいや立ちくらみが起きたときのために、浴槽に手すりをつけたり、滑り止めのついたマットや、浴室用のいすを利用するといいでしょう。転倒の防止にもなります。

入浴前後に水分をとる

入浴中はたくさん汗をかくので、水分補給も忘れずに！

脱水状態になると、血圧が急激に低下して脳の血流量が減ることで、めまいが起きてしまいます。入浴前後には、それぞれコップ１杯程度の水分をとりましょう。

ポイント

めまいに悩む人にすすめる「正しい入浴法」

- 38～40℃程度のぬるめのお湯にして、長湯をしないようにする
- 浴槽から出るときは、ゆっくり立ち上がる
- 浴槽の手すり、滑り止めマット、浴室用のいすがあると安心
- 入浴前後にコップ１杯の水を飲む

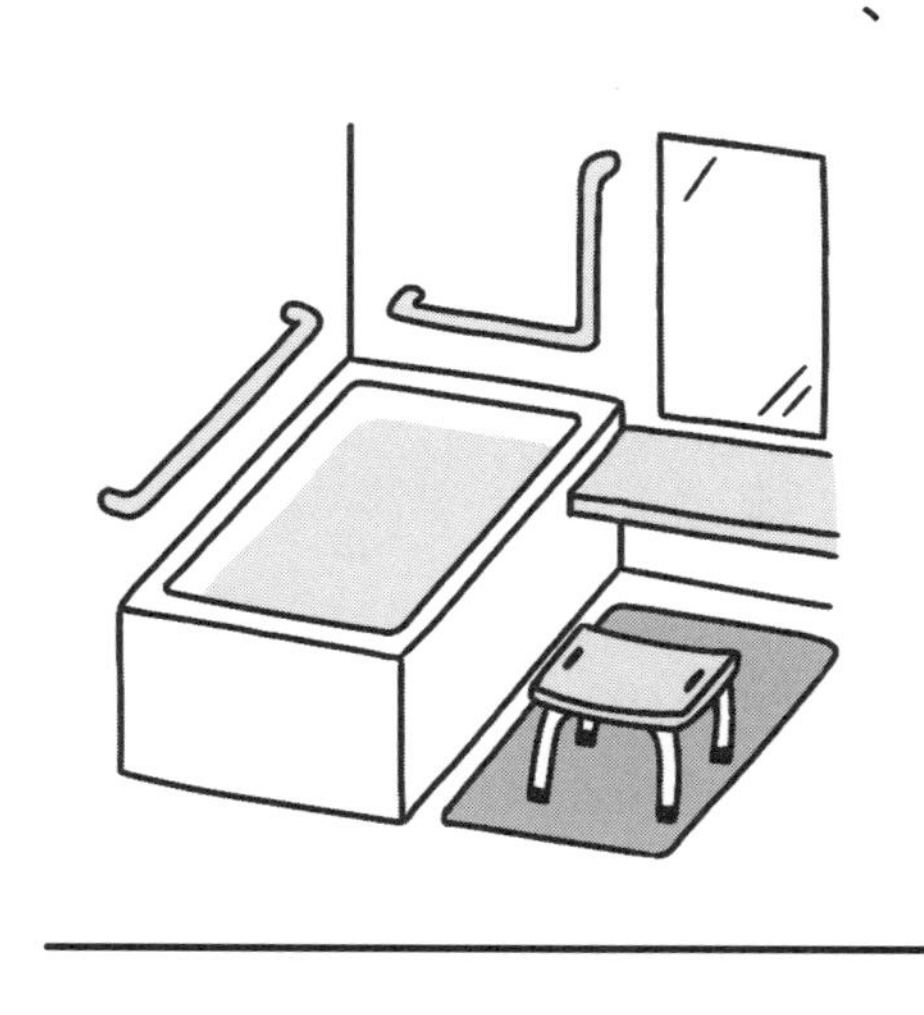

食事を変えると「めまい体質」は改善できる

体は食べたものでできています。体によいものを食べれば元気になるし、悪いものを食べれば不調になります。

体調が悪いときにめまいは起こりますから、みなさんには、**体によいものを食べることは、めまいに強い体づくりの土台**と考えてほしいと思っています。

たとえば、見た目が立派な家でも、土台がしっかりしていないと、安心して住むことはできませんよね。体も同じです。見た目は筋骨隆々(きんこつりゅうりゅう)で丈夫そうなのに、いつも風邪をひいたりしている人がいませんか。それは、土台となる食事に問題があることが多いのです。

ですから、めまいの患者さんにも**「めまいを治すためには、食事に気をつかうことが大切ですよ」**と伝えるようにしています。

食事の基本は、多くの種類の食べ物をバランスよく食べることです。

そのうえで、めまいの人に積極的にとっていただきたい栄養素がありますので、ご紹介します。

「カルシウム＋α」の食事で骨粗（こつそ）しょう症を防ぐ

少し意外かもしれませんが、めまいと骨粗しょう症には深い関わりがあります。

骨粗しょう症とは、簡単に言うと、骨の中が麩（ふ）菓子のようにスカスカになって、もろくなってしまう病気です。

私の病院で、めまいが原因で入院をした50歳以上の人を対象に、骨密度を検査したところ……**めまいで悩む人は、めまいのない人よりも、（男女とも）骨粗しょう症になる人が、2倍以上も多い**ことがあきらかになりました。

骨を強くするのに必要な栄養素は、ご存じのとおりカルシウムです。ですから、**カルシウムを含む食品を意識的にとる**ようにしましょう。

とくに良性発作性頭位めまい症（116ページ）のような、耳石が関わる病気の人は、しっかりカルシウムをとるようにしてください。

耳石の主成分は骨と同様、炭酸カルシウムです。つまり、耳石も骨と組成が同じで、カルシウムが不足するともろくなって、はがれ落ちやすくなるということです。

しかし、カルシウムだけを大量にとればいいのかといえば、そうではありません。カルシウムはとても吸収率の低い成分で、カルシウムだけをとってても材料としてうまく使われません。

そのため、**カルシウムを助ける成分を一緒にとらなくてはならない**のです。

まずは**タンパク質**です。髪の毛、皮膚から体のあらゆる組織の細胞まで、材料になるタンパク質が不足していれば、骨もつくることができません。

タンパク質は、体のバランスをたもつために必須の筋肉づくりにも欠かせません。筋肉が不足すると体の安定性が損なわれ、めまいのリスクが高まるため、過不足なくとることが大切です。

また、カルシウムの吸収を促し、骨の材料として効率的に使われるようにする

「ビタミンD」、カルシウムの骨への沈着を促して骨をつくる細胞のはたらきを活性化する「ビタミンK」という成分も必要です。

次に耳石のトラブルを防ぐうえで有効な栄養を含む食品をご紹介していますので、毎日の食卓に取り入れるようにしてください。

○カルシウムを多く含む食品

牛乳、ヨーグルトなどの乳製品、しらすなどの小魚、豆腐などの大豆製品、海藻、緑黄色野菜

○タンパク質を多く含む食品

牛乳、ヨーグルトなどの乳製品、肉、魚介類、豆腐などの大豆製品

○ビタミンDを多く含む食品

干ししいたけ、きくらげなどのキノコ類、鮭などの魚類、卵

○ビタミンKを多く含む食品
ブロッコリー、ほうれん草、モロヘイヤ、小松菜、納豆

片頭痛性めまい患者は要注意「ポリフェノール＆チラミン」

「ポリフェノールが体にいい」という、なんとなくの印象を持っている人は多いと思います。

しかし、**片頭痛性めまいの人は、ポリフェノールを多く含むチョコレート、ぶどうジュース、赤ワイン、オリーブオイルなどは控えたほうがいい**でしょう。

ポリフェノールには血管を拡張させる作用があり、片頭痛を誘発しやすいためです。

もうひとつ注意してほしいのが**チラミン**です。

こちらの成分は血管を収縮させる作用があるのですが、収縮したあとに急激に血管が拡張します。そのときに片頭痛が起こるのです。

チラミンを多く含む食品は、**熟成チーズ(チェダーなど)、ワイン、チョコレート、ビール、サラミ、燻製(くんせい)にした魚肉など**です。

血管を収縮させるカフェインを含む、コーヒーや緑茶などの飲み物は、片頭痛の症状を緩和させる作用があります。ただし、カフェインをとりすぎると、頭痛や睡眠の質の低下などを引き起こすため、飲みすぎは避けましょう。

めまいの大敵は「甘いものと塩」のとりすぎ

59ページでお話しした、脳の障害が原因の中枢性めまいにならないようにするには、動脈硬化を防ぐことが重要です。動脈硬化を防ぐ最善策は、高血糖と高血圧にならないことです。

高血糖とは、血液の中の糖の量が異常に増えてしまっている状態です。高血糖になると血糖値が高くなります。この状態が続くと、血管がもろくなって動脈硬化が進み、糖尿病のリスクが高まります。

糖尿病になると、全身の血管障害が生じるため、バランスの要でもある内耳につながる動脈にも影響がでて、めまいの原因となることもあります。

甘いものや、ごはんなどの炭水化物のとりすぎを避けるのは、高血糖を防ぐ基本中の基本ですが、ほかに、糖の吸収を穏やかにするため、**食事のときに野菜などの食物繊維が豊富な食品を先に食べることも意識**してください。

もういっぽうの高血圧の最大の予防策は、なんといっても**「減塩」**です。

厚生労働省の「日本人の食事摂取基準2020年版」における食塩摂取の目標量は、

- **成人男性　1日7・5g未満**
- **成人女性　1日6・5g未満**

日本高血圧学会では1日6g未満を推奨しています。

普段から減塩調味料を使用する、塩分の多い加工食品・インスタント食品・スナック菓子などを食べすぎないことを心がけましょう。

また、過剰な塩分摂取は、体内に余分な水分がたまる原因になります。そのため、内耳が水ぶくれ状態になることが原因の**メニエール病の人は、減塩が必須**です。

ポイント

「めまい体質」を変える食事術

・多くの種類の食べ物をバランスよく食べる
・とくにカルシウム、タンパク質、ビタミンD、ビタミンKをとる
・片頭痛の人は、ポリフェノールとチラミンはNG
・甘いものと塩分は控えめに

「禁煙・減酒」はめまい改善効果絶大！

愛煙家のみなさんには少々キツい言葉ですが、めまい改善に**禁煙は必須**です。喫煙者は、「タバコを吸うとリラックスできる」と言いますが、タバコは百害あって一利なしです。

タバコに含まれるニコチンには、血管をギュッと収縮させる作用があるため、内耳の血行不良を招きます。さらに悪いことに、煙に含まれる一酸化炭素は、赤血球と酸素の結合を阻害するため、内耳の酸欠も招きます。

つまり、**タバコを吸うと、強いめまいに襲われるリスクがグンと高まる**ということです。

喫煙者の人は、試しに1日、がんばって禁煙をしてみましょう。

めまいが起きずに済みませんでしたか。

そして、また1日、また1日と続けていくと……。徐々に発作が減ってきたような気がしませんか。そうなったら、しめたものです！

「禁煙は絶対に無理」とタカをくらずに、一度チャレンジしてみてください。

「アルコール」は小脳の機能を低下させる

お酒は、体調がよいときには適量を飲むぶんにはかまいません。

ちなみに、メニエール病の場合、**利尿作用のあるビールはコップ1杯（200ミリリットル）程度**なら、症状の改善に有効と言われています。

ただし、飲みすぎには注意してください。

酔っ払うと千鳥足になることがありますよね。これは小脳の機能がアルコールによって著しく低下して、体のバランスをうまくとることができなくなっているからです。

酔っ払うにつれて、視界もぼんやりして、目からの情報も小脳にうまく伝わりません。千鳥足になると足の裏からの情報も……。とにかく、飲みすぎはいけません。

なお、めまいがするときや「今日は調子が悪い」というときは、もちろん控えてください。

ポイント

めまいに悩む人のお酒とタバコの嗜み方

・禁煙必須。タバコは害にしかならない

・アルコールは、体調がよいときに適量飲むのはＯＫ

外出するときは、きつい服、不安定な靴は避ける

体を締めつけるような服や、下着を着用すると、血行不良をもたらし、めまいを引き起こすことがあります。とくに、**体調が悪いときには、できるだけゆったりとした服を選ぶ**ようにしましょう。

また、靴選びも大切です。

靴底が厚すぎず、**地面の感覚をつかみやすい靴**を選びましょう。ウォーキングシューズやスニーカーがおススメです。

いくらおしゃれしたいからといっても、安定して立つこと、歩くことができないかかとの高い靴は避けてください。体がグラグラすることで、足の裏から小脳へ正しい情報が行かなくなり、めまいが起こりやすくなります。

自宅では、「裸足」で過ごすのがいちばん！

足の裏の感覚を研ぎすます訓練にもなります。

ポイント

外出時におススメの服装と靴

・ゆったりした服が基本
・靴は、ウォーキングシューズなどの地面の感覚をつかみやすいものを選ぶ

スマートフォンがめまいを引き起こす「デジタルめまい」に要注意

老若男女問わず、スマートフォンやパソコンなどのデジタル機器の使いすぎが原因と考えられるめまいの患者さんが増えています。

「デジタルめまい」という病名をつけてもいいのではないかと思っています。

おもな特徴としては、こんなものがあります。

- **検査をしても、脳に異常は見られない**
- **普段はめまいを感じない**

- **スマートフォンやパソコンを1日の中で長時間使用している**
- **スマートフォン（やパソコン）の縦スクロールをした後にめまいが起きる**
- **吐き気を伴うこともある**

スマートフォンやパソコンの画面を上下にスクロールしながら見ることは、目の構造的にも向いていない動作のため、視覚にとっては悪い刺激です。

その刺激を1日に何時間も受け続けると、めまいを引き起こすことになります。

とくに、スマートフォンの画面というのは、テレビなどとは違って、ものすごく小さなものですから、そこに映し出される文字や映像を長時間（しかも、至近距離で）見ることは、目にかなりの負担をかけることになります。

改善策としては、**デジタル機器の使用時間をできるだけ短くすること**が最善の策ですが、仕事の関係で難しいという人は、**せめて1時間に一度は数分ほど休息**をとって、脳と目を休ませるようにしましょう。

上下にスクロールしながら画面を見るとめまいが起こるという人は、**めまいリセット法の「速いタテ（68ページ）」「ナナメ（70ページ）」「上と下（74ページ）」を重点的に行う**とよいでしょう。

また、画面を少しゆっくりスクロールするよう習慣づけると、目への負担を減らせます。

ポイント

「デジタルめまい」の防御策

- スマートフォンやパソコンの画面を見ない時間をつくる
- 画面を見るときは、ゆっくりスクロールする

血流改善・ストレス解消、運動はいいこと尽くし

めまいに悩んでいると、運動することに不安を覚える人もいるかもしれません。

しかし、**めまいの症状が落ち着いているときは、ぜひ運動してください。**

運動には、全身の血行促進効果があり、それに伴い内耳への血流もよくなって、めまいの症状をやわらげることができます。

また、高いストレス解消効果も認められています。

どんどん体を動かそう

とくに、**有酸素運動がおすすめ**です。

有酸素運動とは、ウォーキング、水泳、サイクリング、ヨガ、太極拳など、筋肉への負荷が比較的軽く、長時間にわたり継続できるような運動のことです。

水泳の場合は、クロールやバタフライは、めまいを起こしやすいので注意が必要です。プールで行うものであれば、体の動きが少ない**水中ウォーキング**がおすすめです。

もちろん、それ以外のテニス、ゴルフ、ダンスなど、自分の気分転換につながるスポーツがあるなら、どんどんやってください。

運動習慣のない人は、軽く体を動かすことからはじめましょう。**近所を散歩し**

たり、ラジオ体操程度からやってみるのがいいと思います。

また、高齢になると膝などの関節に問題を抱える人も増えてきます。

そんな人は、家の中で体を動かす機会を増やすなどするだけでも十分です。

逆に、ハアハアと息があがってしまうような運動や、義務的に行う運動では心身にストレスがかかり、めまいを悪化させてしまうおそれがあります。

めまいの人が運動するうえで気をつけたいのは、**無理をしないこと**。自分のペースで行いましょう。

やってはいけない運動もある

避けていただきたいのは、気圧の変化がある運動です。気圧の変化の影響でめまいが起きやすくなるからです。

具体的には、**スキューバダイビングや登山**です。

いずれも、運動中にめまいが起きると、大きな事故につながる危険があるので避けたほうがいいでしょう。

ポイント

めまいと運動の関係性

・ウォーキングやヨガなどの有酸素運動がおすすめ
・運動習慣のない人は、散歩でOK
・スキューバダイビングと登山はNG

第7章

後悔しない めまい治療の受け方

自己判断は危険なときも……
どんなとき、病院へ行くべき？

いちおう、改めてお伝えしておきます。

この本は、あなたのつらいめまいをめまいリセット法で改善するための本です。

しかし、症状によっては、すぐに病院へ行ったほうがいい場合や、病院での治療と、めまいリセット法を合わせて行ったほうがいい場合があります。

「脳」「心臓」が原因のおそれがあるときは、すぐに病院へ

できるだけ早めに病院に行ったほうがいいのは、次の場合です。

- **強いめまいが「30分以上」にわたり長く続く場合**
- **くり返し、くり返し、頻繁に症状が現れる場合**

また、めまいには、脳梗塞、右冠動脈が詰まる心筋梗塞などの命に関わるような危険な病気が潜んでいることがあるので、次のような症状があったら、**迷わず救急車を呼ぶ**ことをおすすめします。

- □ひとりで歩けない
- □片方の手足や顔に力が入らない、しびれがある
- □いままで体験したことのない激しい頭痛がある
- □激しい嘔吐の症状が伴う
- □物が二重に見える

□気を失いそうになる
□強い胸の痛みや圧迫感がある
□ろれつが回らない

ただし、命に関わる緊急性がない場合でも、めまいを伴う突発性難聴のように、受診のタイミングを逸してしまうと回復が見込めなくなる病気もあります。**異常を感じたら、やはり一度、救急外来を受診してください。**めまいも早期発見・早期治療が大切なのです。

「めまい難民」にならないために、何科を受診すればよいか

かかりつけ医がいない人は、めまいが起きたときに何科を受診すればいいか迷うと思います。

そんな人は、まずは**耳鼻咽喉科を受診してください**。めまいの約7割は、内耳が関係しているからです。

片頭痛を伴う場合は、先に片頭痛を治療したほうがいいので、脳神経内科、頭痛外来を受診しましょう。

また、59ページでお話しした、**立ち上がったときに「クラーッ」とする「立ちくらみ型」のめまいの人は、脳神経内科、脳神経外科、循環器内科、耳鼻咽喉科を受診**することをおすすめします。

ポイント

めまいが起きたら何科を受診するか

- 片頭痛を伴う場合→脳神経内科、頭痛外来
- 立ちくらみの場合→脳神経内科、脳神経外科、循環器内科、耳鼻咽喉科
- それ以外→耳鼻咽喉科

耳鼻咽喉科でも得意・不得意がある

ここで、知っておいていただきたいことがあります。

耳鼻咽喉科であっても、耳を診ることが得意、鼻を診ることが得意、喉を診ることが得意と、病院によって得意分野が異なっていて、さらに、**めまいを診ることを得意とする医師は少ない**のが現状です。

そのため、次から次へと異なる耳鼻咽喉科を受診するということをくり返す、**「めまい難民」**のような患者さんが多いのです。そんな人は、めまいを専門にしている**「めまい専門医がいる病院」を受診**してください。

また、はじめてめまいを経験したという人も、いま強い症状が出ているなどの緊急性がない場合は、よく調べずに近所の耳鼻咽喉科に駆け込むのではなく、**めまい専門医（めまい相談医）に認定されている医師のいる病院を探して受診**することをおすすめします。

めまい専門医（めまい相談医）は「日本めまい平衡医学会」のホームページ（https://www.memai.jp/list/）で調べることができます。

かかりつけの病院がある場合は、主治医に相談を

かかりつけ医（おそらく内科が多いと思います）がいる人は、**まずは主治医に相談**して、脳神経内科や脳神経外科を紹介してもらい、ＣＴやＭＲＩなどの画像検査をして、先に脳に異常がないか調べてもらうことをおすすめします。

脳に問題がなかったら耳鼻咽喉科へ。まずは、脳の病気の可能性を排除したう

えで、耳鼻咽喉科を受診するほうが安心です。とくに、**脳の疾患が増える65歳以上の男性**は、脳検査を先に受けることをおすすめします。

更年期世代の女性は、婦人科を受診する人も多いのですが、めまいの症状がひどい場合は、耳鼻咽喉科、めまい専門医（めまい相談医）を受診したほうが安心だと思います。

ある程度の年齢になったら、かかりつけ医を持っておくことは大切です。

かかりつけ医は、既往歴、治療経過、投薬内容、アレルギー歴などを把握しているため、もし大きな病院で検査するときにも、紹介状により詳細な情報を記載することができ、スムーズに診察できるためです。

私の勤務する横浜市立みなと赤十字病院は総合病院のため、基本的には受診には紹介状が必要となるのですが、実際、患者さんの詳細な情報が記載されている紹介状をもらったほうがスムーズに診察ができて、とても助かります。

若年～壮年期の人でも、健康診断などで生活習慣病を指摘されているような場合は、かかりつけ医を持つことをおすすめします。生活習慣病の患者さんは、「隠れめまい患者」であることも少なくないためです。

ポイント

かかりつけ医がいる場合の受診の順番

1．かかりつけ医に相談し脳神経内科・脳神経外科を紹介してもらう
　　↓
2．脳神経内科・脳神経外科でＣＴやＭＲＩなどの画像検査を受ける
　　↓
3．脳に問題がなければ、めまい専門医（めまい相談医）が在籍する耳鼻咽喉科へ行く

めまいを〝じっかり〟治療してくれる医師の見極め方

前項でもお話ししましたが、**めまいが起きたら、（脳に問題がなければ）まずは耳鼻咽喉科または、かかりつけ医を受診**してください。

そのうえで、専門外の原因が考えられる場合は、別の科の受診をすすめられますし、より大きな病院で検査をしたほうがいいと判断された場合には、紹介状を書いてもらうことができます。

しかし、ここで問題が……。

「耳鼻咽喉科に行ったら、『めまいの症状が出ていないと診察ができませんね。

症状が出ているときに来てください』って言われちゃったんですよ」

紹介状を携(たずさ)えて私のところにいらっしゃった患者さんがよく口にする言葉です。みんな、一様に不満げです。

たしかに、介助してくれる人がいれば症状があるときに受診も可能かもしれませんが、それでも、激しいめまいの発作の真っ只中に来院しろというのは酷な話です。ひとり暮らしであればなおさらです。

私も床をはうようにしか動けなかったほどのひどいめまいを体験しているので、そんなことは無理難題であることが理解できます。

病院でめまいの診察をするときは、まずは目を診て、黒目がけいれんしたように小刻みに動いたり、揺れたりしている**「眼振(がんしん)」**という状態かを確認します（めまいの診断に関しては次の項でくわしくお話しします）。

つまり、**眼振の有無が確認できないと治療薬が処方できない**ため、「症状があるときに受診してください」と言うのです。実際、ホームページでそのように記載している医療機関も見受けられます。

こういった医師は、めまいを根本的に治療するのではなく、**いま出ている症状をとりあえず治める**という、「対症療法」に的(まと)をしぼっている可能性が高いと思われます。

くり返しになりますが、**薬だけではめまいは絶対によくなりません。**

薬の作用のおかげで症状は一時的にラクになりますが、それでは「めまいが起きたら処方された薬を飲む」のくり返しになってしまいます。

そして、**いつまでもめまいの苦しみからは解放されません。**

もちろん、「症状が出ているときに来てください」と言う医師を全否定するわけではありません。

しかし、一生、めまいに苦しまない体をつくりたいなら、こういう医師をかかりつけ医にするのは避けたほうがいいと思います。

めまいの治療をできる医師は少ない

とはいえ、めまいはとても複雑で、診断や治療が難しい病気なので、**耳鼻咽喉科の医師であっても、対症療法以外の治療ができる人は少ない**のが実情です。

私の父は耳鼻咽喉科医だったのですが、めまいの診断や治療の難しさ、患者数に比較して専門医があまりにも少ないことを実感していたことから、私にめまい治療の専門医になることを強くすすめたのです。

父のおかげで、めまい専門医の道を志したわけですが、それから四半世紀以上経っても、**めまい専門医不足はまったく変わっていない**ことは残念なことです。

めまい専門医（めまい相談医）はどんな検査・治療をする？

ここで、脳に問題がないとわかったうえで、めまい専門医（めまい相談医）がどのような診察・検査をするのかをご紹介します。

ただし、すべての専門医がこのような流れとは限りません。あくまで一例としてご覧ください。

①問診

問診では、とくに次のようなことをお聞きします。

- 「最初の」めまいはいつ起きたか？
- めまいは「１回きり」か、「くり返す」か？
- めまいは、どのくらい続くか？
- どのような動作でめまいが起きるか？
- どんなめまいか（グルグル回る、フワフワするなど）？
- 難聴や耳鳴りなどはあるか。それはめまいと関連しているか？
- 吐き気・嘔吐はあるか？
- ほかに気になる症状、とくに寝込むような頭痛があるか？

こうした情報は事前に整理しておくと、問診がスムーズに進みますし、患者さんもお話がしやすくなると思います。

２７０ページでご紹介する**「めまい日記」**をつけると、情報の整理が簡単にできるのでおすすめです。

②眼振検査

めまいの検査の中で、基本的でもっとも重要な検査です。

自分の意思とは関係なく、黒目がけいれんしたように小刻みに動いたり、揺れたりする「眼振」の有無や程度を調べます。

眼振は、耳石が三半規管に入り込むこと等で起こるため、特徴的な眼振があれば耳石によるめまい、つまり良性発作性頭位めまい症であることがわかります。

検査のときは、フレンツェル眼鏡という度が強い特殊な眼鏡や赤外線ＣＣＤカメラというゴーグルのようなものをつけてもらい、暗所で黒目が揺れている（眼振）様子を観察します。

③聴力検査

基本的な検査のひとつです。メニエール症のように、耳鳴りや難聴を伴う病気があるため、難聴の有無や程度、種類を調べます。

めまいに難聴が伴えば、内耳に問題がある可能性が高く、**難聴が認められなければ**、良性発作性頭位めまい症、前庭神経炎、片頭痛性めまいなどが疑われることになります。

④重心動揺検査

体のふらつきを調べる検査です。

専用の測定台の上に、目を開けた状態、閉じた状態で、それぞれ1分間立って、体の揺れを記録・解析します。

これら4つが基本的な診察内容になりますが、ほかに確定診断をするために、必要に応じて更に精密検査を行うこともあります。

原因である病気が確定した後の治療ですが、薬による治療、めまい改善訓練、生活習慣の改善などを行います。

激しいめまいが続いている人には、点滴治療と安静、ときには入院加療をすることがあります。

めまいのリハビリは保険の対象外

良性発作性頭位めまい症のように、はがれた耳石が問題の病気の場合には、迷い込んだ耳石をもとの場所に戻すことを目的に、頭を動かす**「頭位治療（浮遊耳石置換法）」**を行います。

横になってもらって、横向き、寝返りなど、**体位を変えることで耳石を正しい位置に導きます**。

この本の**「首かしげトントン（92〜95ページ）」**は、浮遊耳石置換法のひとつになります。

こうした治療に加えて、私が行っているのが、リハビリ、この本でここまで述べてきた、**めまいリセット法**です。

アメリカでは、めまいのリハビリは標準治療のひとつとして取り入れられていますが、残念なことに**日本では現在のところ保険適用外の治療**となっています。

そのため、私が行っているような、めまいのリハビリを受けられる病院や施設は少ないですし、増える可能性は厳しい状況です。

私がこの本で、自分でできるめまいのリセット法をご紹介したいと思ったのも、**めまいのリハビリを専門家のもとでできる機会があまりにも少なすぎるという現状**があるからなのです。

「めまい日記」をつけて自分のめまいを知ろう！

めまいの症状は百人百様。ですから、診察前に記入していただく、通り一遍の問診表への回答だけでは、患者さんの状態を深く知ることはできません。

患者さんひとり一人の表情やしぐさを見たり、声の調子を聞いたりすることができる問診は、医師にとって、とても大切な機会です。

もちろん、患者さんにとっても、問診は自分の状態を担当医にくわしく伝えることができる大切な機会です。

私は、患者さんがどのような症状なのかを知るために、ときには絵を描いていただくこともあります。

驚くことに、どれひとつとっても同じものはないのです。

35年以上、患者さんを診続けている私でさえ「こんな症状もあるんだ！」と、勉強になることがあります。

問診をしていていつも思うことは、多くの患者さんが**とても緊張していて、なかなか言いたいことを言えていない**ということです。

「あー、言いたいと思っていたことがたくさんあるんですが、忘れちゃって。思い出せない！」

などと、言う患者さんがたくさんいます。

それは、私たち医師にとって困ることなのですが、患者さんにとっても大きなデメリットになります。

そこでおすすめするのは、問診を受ける前にノートやスマホのアプリなどに自分の症状や、**めまいが起きたときの心の状態を書きとめておく「めまい日記」をつける**ことです。

めまい日記の書き方に決まりはありませんが、次のようなことを書いておくといいでしょう。

・めまいが起きた（起きている）日時
・天気
・睡眠時間
・ストレス度
・生理との関係

・めまいの症状（文章でも絵でも）
・感じたこと

問診の前に、めまい日記をもとに、問診でよく聞かれる内容（２６５ページ）を整理しておきましょう。問診の際は、ぜひ「めまい日記」をお持ちください。よりよい治療法を提案できると思います。

めまい日記の例

6月20日（木）　雨
・11時ごろ
・睡眠7時間
・ストレス度：強い　・生理との関係：なし

【症状】
◎仕事中に頭がぐらつき、立っていることができなくなった。
◎横になると、自分がうずまきの中にいるみたいだった。
◎ひどいめまいは1時間くらい続いた。

【感想】
立っていられないくらいのめまいははじめてだったので、怖かった。

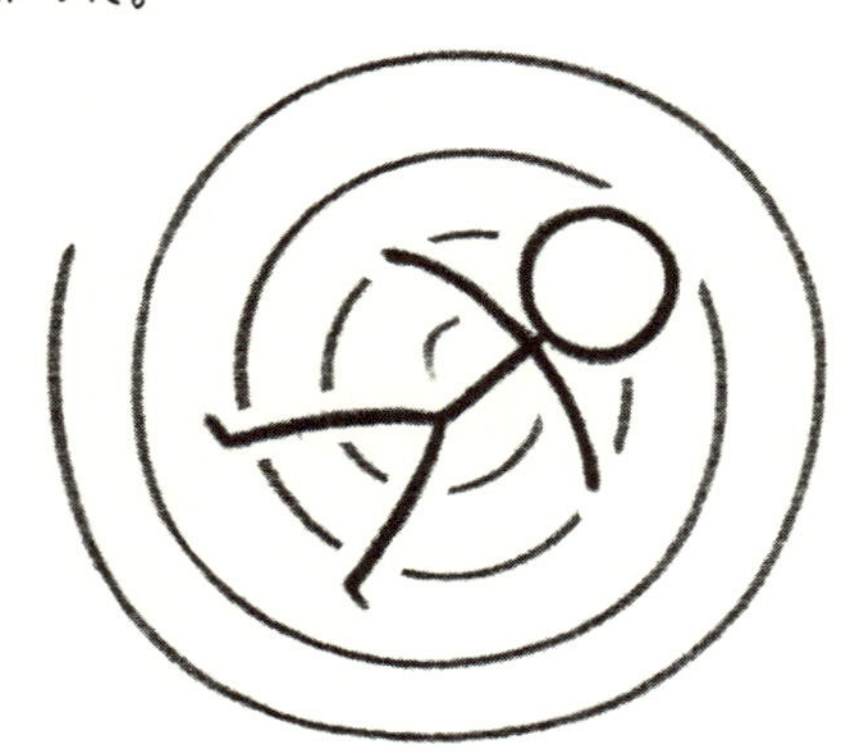

心身をトータルケア
漢方薬で症状をやわらげる

めまいの治療に漢方薬を使うこともあります。めまいに効くおすすめの漢方薬をご紹介しますので、参考にしてください。

◯五苓散（ごれいさん）

めまいの**発作があるときや、嘔吐を伴う場合**におすすめです。吐き気があるときに、五苓散をお湯に溶かして飲むと、おさまることがよくあります。

また、五苓散には、体外に排出されるべき水分が体内にとどまっている状態である「水滞（すいたい）」を改善する効果があり、**体のむくみと、頭痛の改善**も期待できます。

私は、内耳にリンパ液がたまる**メニエール病の改善にも使う**ことがあります。

○苓桂朮甘湯（りょうけいじゅつかんとう）

メニエール病の改善に使われる漢方です。**立ちくらみの改善**にも効果が期待できます。ただし、甘草（かんぞう）という生薬（しょうやく）が入っているため、まれにむくみを起こすことがあります。

○半夏白朮天麻湯（はんげびゃくじゅつてんまとう）

フワフワする浮動性、ユラユラする動揺性めまいや、**胃腸が弱い人が伴うめまい**に用いることがあります。

次の3つは、めまいそのものではなく、めまいに伴う症状を改善します。

○**補中益気湯**（ほちゅうえっきとう）

慢性のめまいを抱える患者さんは、めまいがなかなかよくならないことで元気をなくし、**不安や食欲不振**の症状が出ることがありますが、それらの軽減に役立ちます。

○**抑肝散加陳皮半夏**（よくかんさんかちんぴはんげ）

めまいに伴う不眠や、精神的なイライラの改善に効果があります。

○**人参養栄湯**（にんじんようえいとう）

高齢者の**食欲低下に伴うフレイル（加齢により心身が衰えた状態）の改善**に用いいます。筋肉量や筋肉の質の改善作用があるといわれる生薬が配合されています。めまいリセット法をあわせて行うことで、フレイルによるめまいや、**ふらつきの改善**に効果を発揮します。

めまいに効く漢方一覧

漢方薬	効能・効果、特徴	メモ
五苓散(ごれいさん)	・効能・効果:めまい、頭痛、吐き気、むくみ、二日酔い	・めまいに用いる代表的な漢方薬
苓桂朮甘湯(りょうけいじゅつかんとう)	・効能・効果:めまい、立ちくらみ ・メニエール病に有効 ・立ちくらみの改善にも効果的	・まれにむくみを起こす ・細くて小柄な女性の使用は要注意
半夏白朮天麻湯(はんげびゃくじゅつてんまとう)	・効能・効果:胃腸虚弱で下脚が冷える人のめまい、頭痛 ・体がフワフワする「浮動性めまい」に有効	・65歳以上にとくにおすすめ
補中益気湯(ほちゅうえっきとう)	・効能・効果:虚弱体質、疲労倦怠、食欲不振 ・めまいに伴ううつ状態に効く	・まれにむくみを起こす
抑肝散加陳皮半夏(よくかんさんかちんぴはんげ)	・効能・効果:神経症、不眠症 ・めまいに伴う不眠やイライラに効果的	・まれにむくみを起こす
人参養栄湯(にんじんようえいとう)	・効能・効果:体力虚弱な人の体力低下、食欲不振 ・フレイルの改善に効果的	・まれに血圧が上がる、むくみを起こす ・高齢者にとくにおすすめ

専門医に相談のうえ、処方してもらうことをおすすめします。

漢方は医師に処方してもらうといいことずくめ

注意していただきたいのは、処方薬を服用している人は、飲み合わせの問題があるため、自己判断で服用せず、**事前に医師に相談してから服用する**ということです。

ここでご紹介している漢方薬は、ドラッグストアなどでも購入は可能ですが、病院で処方してもらうこともできます。**処方薬を服用している人は、医師に相談して処方してもらうほうが安心**です。

しかも、だいたいの漢方薬は保険が効くので、市販のものを購入するよりも、病院で処方してもらったほうが安く手に入るというメリットもあります。

さらに、もうひとつ注意していただきたいことがあります。

漢方薬は、めまいを治すためのものではなく、あくまで症状をやわらげるためのものにすぎません。

めまいを改善するいちばんの方法は、めまいリセット法であることを忘れないでください。

おわりに

同じ「めまいリセット法」を続けていても、めまいがよくなる人と、よくならない人がいます。

その違いはなんだと思いますか？

年齢ではありません。

症状の重さでもありません。

この本を最後まで読んでくださったあなたなら、もうおわかりでしょう。

自分でめまいを治す！

という、前向きな気持ちがあるかどうかです。

症状がつらいときや、心配なことがあるときは、遠慮せず病院へ来てください。

処方された薬があれば、飲んでください。

しかし、医師や薬は、あなたのめまいが改善するお手伝いをしているにすぎません。


あなたのめまいを改善できるのは、あなただけなのです。

「めまいリセット法」をするときに、

「つらいから、やりたくないな」

「毎日続けろと本に書いてあるから、めんどうだけどやるか」

「続けているけど、全然よくならない。本当にやる意味あるのかな」

と思いながら行うのと、

「私はめまいを治す！」
「今日も、めまいリセット法をがんばるぞ！」
「めまいがぶり返してきたけれど、それはよくなる途中の通過点だからだいじょうぶ！」
と思いながら行うのとでは、まったく効果がちがってくるのは、私を含め、多くのめまい経験者が実感しています。

もうひとつ、めまい改善のために私から提案できることは、「やわらかな心」を持ってめまいとつき合うことです。

そのために、「～しなければいけない」「～することはダメだ」のような、断定する表現を自分の中に持たないことをおすすめします。

「毎日リセット法をしなければいけない」

「リセット法を1日サボってしまった自分は、ダメな人間だ」
というような気持ちを持たず、自分にもっとやさしい過ごし方、考え方をしてください。ストレスはめまいにとって大敵ですから、少しくらい自分にやさしいほうが健全です。

めまいは、あなたの健康的な生活を脅かすものです。
でも、改善していくスピードは人によっていろいろですから、めまいを持っている自分はつらい、いまの生活は暗い、などと思っていたら、せっかくの貴重な人生の時間をムダにしてしまいます。

めまいを持っているいまの自分も愛してあげてください。

めまいリセット法を続けていれば、ちょっとずつよくなっていくよね！　くらいの気持ちで過ごせば、いずれ、めまいは、あなたのもとを去っていきます。

この本を通して、あなたは「めまいリセット法」という、めまいを改善する最強の方法を手に入れました。

それを活かせるかは、あなた次第。ぜひ、前向きな気持ちと、やわらかな心を持って続けてください。

あなたのことを、心から応援しています。

新井基洋

新井基洋（あらい・もとひろ）

1964年埼玉県生まれ。

入院治療約1万人、外来・再診を含めると、のべ約25万人の難治性めまい患者や、「めまい難民」たちを救ってきた。

これらの功績を他の医師たちから評価され、3期連続「Best Doctors」を受賞。

1989年北里大学医学部卒業。国立相模原病院、北里大学耳鼻咽喉科、横浜市立みなと赤十字病院耳鼻咽喉科部長を経て、現在めまい平衡神経科部長。日本めまい平衡医学会専門会員、代議員。

1995年に「健常人OKAN（視運動性後眼振＝めまい）」の研究で医学博士取得。1996年、米国 ニューヨークマウントサイナイ病院において、めまいの研究を行う。

北里方式をもとにオリジナルのメソッドを加えた「めまいのリハビリ」を患者に指導し、高い成果を上げている。

『めまいは寝てては治らない』（中外医学社）、『最新版 薬に頼らず自分で治す！めまい・ふらつき』（宝島社）など多数の著書がある。

1万人を治療してきた名医が教える

自力で治す めまいのリセット法

発行日　2024年12月10日　第1刷
発行日　2025年1月6日　第2刷

著者　新井基洋

本書プロジェクトチーム
編集統括　柿内尚文
編集担当　山田吉之
編集協力　山崎香織、楠田圭子
カバーデザイン　井上新八
本文デザイン　宇都木スズムシ（ムシカゴグラフィクス）
カバーイラスト　山内庸資
本文イラスト　うてのての
DTP　藤田ひかる（ユニオンワークス）
校正　土井明弘

営業統括　丸山敏生
営業推進　増尾友裕、綱脇愛、桐山敦子、相澤いづみ、寺内未来子
販売促進　池田孝一郎、石井耕平、熊切絵理、菊山清佳、山口瑞穂、
吉村寿美子、矢橋寛子、遠藤真知子、森田真紀、氏家和佳子
プロモーション　山田美恵

編集　小林英史、栗田亘、村上芳子、大住兼正、菊地貴広、福田麻衣、小澤由利子
メディア開発　池田剛、中山景、中村悟志、長野太介、入江翔子、志摩晃司
管理部　早坂裕子、生越こずえ、本間美咲
発行人　坂下毅

発行所　株式会社アスコム

〒105-0003
東京都港区西新橋2-23-1　3東洋海事ビル
TEL：03-5425-6625

印刷・製本　日経印刷株式会社

Printed in Japan ISBN 978-4-7762-1376-5